Inge Lutz

Histamin-Intoleranz

Auf den Flügeln der Hoffnung
Durchqueren wir die dunkle Nacht
Hin zum Licht.

Inge Lutz

Histamin-Intoleranz

Ein Leben ohne Netz
und doppelten Boden

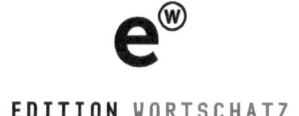

EDITION WORTSCHATZ

Druck und Bindung des vorliegenden Buches erfolgten in Deutschland

Das verwendete Papier ist FSC-zertifiziert. Als unabhängige, gemeinnützige, nichtstaatliche Organisation hat sich der Forest Stewardship Council *(FSC) die Förderung des verantwortungsvollen und nachhaltigen Umgangs mit den Wäldern der Welt zum Ziel gesetzt*

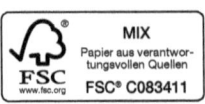

Die Deutsche Bibliothek verzeichnet diese Publikation in der Deutschen Nationalbibliografie; detaillierte bibliografische Daten sind im Internet über www.d-nb.de abrufbar

Umschlaggestaltung: spoon design, Olaf Johannson
Umschlagbilder: Svetlana Lukienko, Ollyy/Shutterstock.com
Satz und Herstellung: Edition Wortschatz

3. Auflage 2017

© 2016 Inge Lutz

Edition Wortschatz Schwarzenfeld
ISBN 978-3-943362-27-5, Bestell-Nummer 588 848

www.edition-wortschatz.de

EDITION WORTSCHATZ

Danksagung

MEIN HERZLICHSTER DANK gilt „dem besten aller Ehemänner". Lieber Peter, mit Dir an meiner Seite schaffe ich alles. Danke, dass Du mir immer wieder Mut machst, dass Du keine Grenze kennst, wenn es darum geht, mir zu helfen, und dass wir trotz aller Schwierigkeiten immer noch viel Spaß miteinander haben. Für die viele Zeit, die Du investiert hast, um die erste Korrektur meines Manuskriptes vorzunehmen, bin ich Dir besonders dankbar.

Meinem Schwesterherz danke ich für die große Hilfsbereitschaft. Liebe Eva, auch Dir danke ich, dass Du immer da bist, wenn ich Dich brauche, dass Dir auch nichts zu viel ist, wenn Du etwas für mich tun kannst, und dass wir so viel miteinander lachen können. Auch das gemeinsame Backen, durch das meine Brotvorräte immer gut aufgefüllt werden, macht mit Dir zusammen Spaß!

An dieser Stelle möchte ich auch meiner Freundin Irene herzlich danken, die sich ebenfalls als Bäckerin zur Verfügung stellt und mir immer mit Rat und Tat zur Seite steht.

Meinem behandelnden Arzt, Herrn Dr. Goyert, danke ich ganz besonders für die unglaubliche Geduld, für die Liebenswürdigkeit und Kompetenz, mit der ich behandelt werde. Danke, vor allem, dass ich immer ein Mitspracherecht habe, mich ernst genommen fühle und vertrauen kann. Ihnen verdanke ich, dass meine Lebensqualität sich wieder verbessert hat, dass ich die Kraft für dieses Buch fand und es durch Ihre Unterstützung und Ermutigung auch beenden konnte. Danke, dass ich so viel bei Ihnen lernen durfte. Das bedeutet mir sehr viel.

Den Schwestern Gudrun, Sissi und Carola von der Privatambulanz vielen herzlichen Dank für das liebevolle Umsorgen. In der Behandlung kann ich immer wieder neu Kraft tanken.

Ein herzlicher Dank geht an meinen Hausarzt, Ernst-Arthur Jancke, der mich immer ernst genommen und der mir geglaubt hat, auch in der Zeit, als wir noch auf der Suche nach einer Diagnose waren und einige Ärzte mit wenig Geduld auf meine Beschwerden reagierten.

Frau Dr. Königsberger danke ich für die jahrelange gute Betreuung, für das Verständnis, die guten Gespräche und die prima Behandlung auf naturheilkundlicher Basis.

Herrn Dr. Meixner danke ich, dass er immer wieder „Feuerwehr" für mich spielt, wenn ich meinen behandelnden Arzt nicht erreichen kann. Das ist eine große Hilfe für mich, die ich sehr zu schätzen weiß.

Den Fachärzten und Zahnärzten, die mich trotz der Risiken, die meine Krankheit mit sich bringt, gut behandeln und Interesse an meiner Situation zeigen, ein herzliches Dankeschön: Vor allem den Herren Dr. Kostic (Königsfeld) und Franz-Peter Seibel (Löffingen).

Außerdem der Uni-Klinik Tübingen mit den Abteilungen Gynäkologie, Zahnheilkunde und Unfallklinik. Hier wurde ich bis jetzt immer besonders freundlich aufgenommen und behandelt.

Ebenfalls danke ich Clemens Wangler, für seine Hilfsbereitschaft, mich bei der Suche nach einem Verlag zu unterstützen und Herrn Dr. Fellhauer, der sich ebenfalls dafür eingesetzt hat.

Last but not least danke ich meinem/unserem wunderbaren Freundeskreis. Besonders unserer Band Ps150 mit Partnern. Ihr seid wie eine kleine Familie und nehmt mich, wie ich bin. Das ist phantastisch. Aber auch meinen Freunden, die nicht mit uns musizieren, bin ich in Dankbarkeit verbunden: den vielen, die immer wieder interessiert an meinen Fortschritten sind. Alle hier aufzuführen, würde den Rahmen des Buches sprengen.

Inhalt

Vorwort

DIE HISTAMIN-INTOLERANZ ERSCHEINT als Symptomen-
komplex mit vielen Gesichtern. Es kann der Magen-Darm-Trakt
im Sinne von Reizdarmbeschwerden mit Blähungen, Schmerzen,
Durchfallattacken betroffen sein, aber darüber hinaus auch andere
Organsysteme wie die Haut, die Atmung, das Herz-Kreislauf-Sys-
tem oder das Nerven-Sinnes-System.

Ursächlich für die Symptome ist die Anhäufung von zu viel Histamin.

Histamin ist ein Gewebshormon, das im Organismus gebildet und
in bestimmten Zellen, den Mastzellen, die überall im Bindegewebe,
vor allem im Darmbereich, der Haut und den Atemwegen vorkommen und zum Immunsystem des Menschen gehören, gespeichert
wird. Histamin hat bei der Entzündungsreaktion und Wundheilung
eine wichtige Funktion. Es bewirkt eine Erweiterung und vermehrte
Durchlässigkeit der kleinen Blutkapillaren und dient als Botenstoff
für weitere Entzündungszellen des Blutes. Zudem bewirkt Histamin
im Darm, in den Bronchien und den Blutgefäßen eine Anspannung
der glatten Muskulatur und eine Erhöhung der Gefäßdurchlässig-
keit. Wird nun Histamin im Organismus im Übermaß freigesetzt,
wie das bei einer allergischen Reaktion der Fall ist, so kommt es
zu einer Erweiterung der kleinen Blutgefäße und zu einem Austritt
der Serumflüssigkeit in das umgebende Gewebe. Äußerlich wird
dies sichtbar in einer Rötung und Quaddelbildung, was als Nessel-
fieber bezeichnet wird. Zudem werden Hautnerven erregt, was zu
dem begleitenden heftigen Juckreiz führt. Im Bereich der Bronchi-
alschleimhaut führt der Vorgang zu einer akuten Schwellung mit

Schleimproduktion und Verkrampfung der Bronchialmuskulatur, die als Asthmaanfall in Erscheinung tritt.

Neben der körpereigenen Bildung wird Histamin aber auch in unterschiedlicher Menge über die Nahrung in den Magen-Darm-Trakt aufgenommen und dort im Rahmen der Verdauungsvorgänge von einem Enzym, der Diaminoxidase, das in der Dünndarmschleimhaut gebildet wird, abgebaut. Eine vermehrte Histaminansammlung kann so durch eine zu große Aufnahme von Histamin über die Nahrung, durch einen zu geringen Abbau desselben oder auch durch eine zu starke Freisetzung des Histamins aus den körpereigenen Mastzellen, die Histamin speichern, verursacht sein. Je nachdem in welchem Bereich des Organismus die Histaminansammlung stattfindet, können unterschiedliche Symptome auftreten. Ist diese vermehrt im Magen-Darm-Trakt, wie bei der Histamin-Intoleranz, werden die Beschwerden vornehmlich dort lokalisiert sein, und der Ernährung wird entsprechend eine besondere Bedeutung zukommen. Besteht dazu noch eine vermehrte Durchlässigkeit der Darmschleimhaut, so kann das Histamin in das Körperinnere, das Blut gelangen, und es treten nun zusätzlich Beschwerden wie Kopfschmerzen, Schwindel, Herzklopfen, eventuell begleitet von Blutdruckabfall auf. Diese jenseits des Darmes auftretenden Symptome können auch ganz in den Vordergrund treten, wenn es zu einer vermehrten Freisetzung des Histamins aus den körpereigenen Mastzellen kommt. Dies geschieht z. B. bei der Mastozytose, einer seltenen Erkrankung mit starker Vermehrung der Mastzellen, wie auch bei dem Mastzellaktivierungssyndrom, bei dem es schon durch leichte Reize zu einer Störung der Mastzellenstabilität kommt, wodurch das darin gespeicherte Histamin rasch freigesetzt wird.

Nun sind die vielen verschiedenen Gesichter der Histamin-Intoleranz noch bedingt durch die unterschiedliche Konstitution und Reaktionslage der Menschen. Es gibt Betroffene, die mit ihrer Histamin-Intoleranz gut umgehen können. Sie haben herausgefunden, welche Nahrungsmittel, bzw. Mengen an Histamin, für sie verträglich sind und können so die Beschwerden in Grenzen halten. Dagegen gibt es andere Betroffene, die sehr sensibel reagieren und schon bei geringer Aufnahme von Histamin oder Substanzen, die körpereigenes Histamin freisetzen, heftige Attacken beklagen. Dabei ist die Reaktion und ihre Heftigkeit noch in besonderer Weise von der jeweiligen psychischen Verfassung abhängig.

Noch ist diese Erkrankung wenig bekannt und ihre Existenz wird sogar immer wieder angezweifelt. Da die herkömmlichen diagnostischen Verfahren wie körperliche Untersuchung, Blutteste, Ultraschalluntersuchung, Magen- und Darmspiegelung einschließlich feingeweblicher Untersuchung, wie auch Computertomografie und Kernspintomografie keine auffälligen Befunde ergeben, andererseits die Betroffenen auch dem äußeren Anschein nach nicht sehr geschwächt und krank wirken, ist schnell der Zweifel an einer Erkrankung groß und die Betroffenen werden als psychosomatisch krank eingestuft.

In dem vorliegenden Buch beschreibt die Autorin als Betroffene aus dem eigenen Erleben heraus das Gesicht und den Verlauf ihrer Erkrankung. Zugleich zeigt sie vorbildhaft, wie sie gelernt hat mit der Erkrankung zu leben, diese zu akzeptieren und trotzdem sich die Gestaltung des eigenen Lebens nicht aus der Hand nehmen zu lassen. Diese mutige, authentische Darstellung kann dem Leser Mut machen und Vorbild sein.

Zugleich gibt die Autorin den Betroffenen, ihren Angehörigen und Interessierten reichliche Informationen über die Erkrankung an die Hand, wodurch deren verschiedene Symptome verständlich und nachvollziehbar werden. Die Unsicherheiten und Ängste, die natürlicherweise auftreten, wenn plötzlich unerklärliche Körpersymptome erscheinen, insbesondere wenn das Herz und der Kreislauf mit betroffen sind, können durch das Wissen um die Erkrankung und die Zusammenhänge bekämpft werden.

Schließlich möchte die Autorin Ärzte und in der Medizin tätige Forscher anregen, sich mit diesem Krankheitsbild intensiver zu befassen, es zu erforschen und eventuell Therapiestrategien zu entwickeln.

Es ist diesem Buch zu wünschen, dass es eine große Leserschaft findet und dazu beiträgt, die Erkrankung bekanntzumachen und Betroffenen hilft, besser mit ihren Symptomen zurechtzukommen und ihr Leben lebenswert gestalten zu können.

Dr. med. Andreas Goyert

Teil 1: Meine Erfahrungen mit der Histamin-Intoleranz

VIELLEICHT HABEN SIE gerade die Diagnose „Histamin-Intoleranz" bekommen oder Sie haben sich anderweitig schlau gemacht und befürchten, diese Krankheit zu haben. Es liegt eine Zeit der Unsicherheit vor Ihnen und Sie wissen nicht, was sie zuerst tun sollen.

Genau so geht es mir vor sechs Jahren, als bei mir im Frühling 2009 eine Histamin-Intoleranz ausbricht und mein Leben von Grund auf verändert. Die Zeit, die dann folgt, ist sehr schwer und kompliziert für mich. Ich erfahre, dass die Krankheit noch nicht erforscht ist und somit auch viele Ärzte mit dieser Diagnose überfordert sind. Nicht gerade ein beruhigendes Gefühl. Das zweite Problem, das mich verwirrt, ist, dass die Listen der verträglichen bzw. unverträglichen Nahrungsmittel zum Teil nicht übereinstimmen. Beim Recherchieren erfahre ich dann, dass die Patienten sehr unterschiedlich reagieren. Das bedeutet, dass der eine Kranke Lebensmittel zu sich nehmen kann, die einen anderen buchstäblich „aus den Schuhen hauen." Allerdings gibt es einige Nahrungsmittel, die absolut verboten sind und die auch auf allen Listen verzeichnet sind. Diese Nahrungsmittel gilt es auch zu meiden.

Prima, ich habe mir also nicht nur eine schwere, sondern auch noch eine komplizierte Krankheit ausgesucht. Während der darauffolgenden mühseligen Zeit beschließe ich, meine Erfahrungen aufzuschreiben und anderen Patienten zur Verfügung zu stellen, damit nicht jede(r) einzelne sich wieder von Neuem durch das Durcheinander an Informationen kämpfen muss.

Mein Buch kann und will nicht den Besuch beim Arzt und Ernährungsberater ersetzen. Sie brauchen eine gesicherte Diagnose, damit Sie sich nicht vergeblich mit Diäten „kasteien" und eventuell Mangelerscheinungen bekommen, die vermeidbar wären. Wichtig ist auch eine Beratung dahin gehend, mit welchen Nahrungsmitteln Sie trotz der Krankheit noch eine einigermaßen vollwertige Versorgung erreichen können.

Dieses Buch soll Ihnen helfen, die Unsicherheiten, die jeden von uns Patienten immer wieder beschleichen, leichter zu überwinden. Ich habe Tipps aufgeschrieben, die den Alltag erleichtern können.

Auch wenn am Anfang viel auf Sie einstürzt, lassen Sie sich nicht entmutigen! Vor allem aber, lassen Sie sich nicht von anderen verunsichern oder überreden, etwas zu tun, was Sie nicht wollen, bzw. etwas nicht zu tun, was Sie selbst für wichtig erachten. Sie allein sind der/die Betroffene. Mit der Zeit werden Sie auch ein Gespür dafür entwickeln, was Ihnen gut tut und was nicht.

Anfangs werden meine Vorschläge bei Ihnen vielleicht Entsetzen auslösen: „So viel soll ich in meinem Leben umstellen? Das ist mir viel zu umständlich und zeitraubend." Genau diese Umstellungen sind es aber, die Ihnen im Laufe der Zeit helfen, den Alltag zu vereinfachen. Ich möchte Ihnen helfen, die Lebensqualität, die bei uns Betroffenen sehr eingeschränkt ist, wieder zu verbessern und Ihnen zeigen, dass auch ein Leben mit Histamin-Intoleranz lebenswert sein kann, und dass das Glück nicht davon abhängt, was wir versäumen, sondern davon, was wir trotz aller Schwierigkeiten noch wahrnehmen und erleben können.

In einem Film habe ich kürzlich eine Szene gesehen und einen Satz gehört, der mich sehr beeindruckt hat. Ich kann ihn zwar nicht mehr im Wortlaut wiedergeben, aber er lautete ungefähr so: „Wer etwas anpackt, kann verlieren. Wer nichts anpackt, hat schon verloren." Also: Packen Sie es an! Sie werden erleben, wie wohltuend es ist, wenn sich die ersten kleinen Fortschritte einstellen, und was für eine Erfahrung es ist, wenn ein neues verträgliches Nahrungsmittel zu Ihrer bis jetzt noch kleinen Liste dazukommt.

Ich wünsche Ihnen von Herzen viel Erfolg auf dem Weg der Besserung und Gottes Segen und Kraft für die großen und kleinen Kämpfe, die Sie dabei zu bestehen haben.

Anmerkungen

Histamin-Intoleranz kann HIT oder HI abgekürzt werden. Ich habe mich in diesem Buch für die Abkürzung HIT entschieden, weil mir diese Abkürzung bei Recherchen häufiger begegnet.

Die Symptome, über die ich anschließend berichte, enthalten meine Beschwerden von Kindesbeinen an bis heute. Dies bedeutet natürlich nicht, dass alle Symptome mit der HIT zu tun haben, schließt dies aber auch nicht aus. Durch die noch fehlenden Forschungsergebnisse ist es nach wie vor schwierig herauszufinden, welche Symptome unmittelbar mit der Krankheit zusammenhängen, welche eine Folge der unzureichenden Ernährung sind und welche überhaupt nichts damit zu tun haben.

Kindheit und Jugend

Meine Schwester und ich sind Kinder der frühen Fünfzigerjahre. Der Krieg war vorbei, und es gab schon wieder die meisten derjenigen Nahrungsmittel, die unsere Eltern während der Kriegsjahre schmerzlich entbehrt hatten. Unsere Mutter war eine begnadete Köchin und verfügte auch über ein gutes „Bauchgefühl", was die Ernährung betraf. Leider musste sie uns im ersten Lebensjahr mit Produkten der zwei damals bekanntesten Babynahrungshersteller füttern anstatt mit Muttermilch. Wenn ich heute Studien über die Wichtigkeit der Muttermilch für den Säugling lese, insbesondere als Allergieprophylaxe, bin ich davon überzeugt, dass schon in unseren frühen Lebensmonaten das erste Puzzleteilchen für unsere Nahrungsmittelunverträglichkeiten zu finden ist. Diese Erkenntnisse wurden erst Jahrzehnte später aktuell. Trotzdem hat die ausgewogene Ernährung unserer Mutter bestimmt dazu beigetragen, noch Schlimmeres zu verhindern.

Ich war, was die Ernährung betraf, ein ungewöhnliches Kind. Ich aß all die Dinge, die Kinder häufig verschmähen, mit großem Appetit. Unter anderem Salat, Gemüse jeder Art (außer Paprika, den ich nicht vertragen habe), Obst und Milchprodukte. Alles, was fett und schwer verdaulich war, fand ich grässlich. Meine Mutter erzählte, dass sie an die Karöttchen oder den Blumenkohl immer ein bisschen Butter tat, damit das Kind gut gedieh. Sobald ich mit der Zungenspitze deren Geschmack wahrnahm, presste ich wohl Mund und Augen zu und war nicht dazu zu bewegen, auch nur den kleinsten Bissen davon zu mir zu nehmen. Irgendwann gab meine Mutter es auf, und ihre Tochter futterte Gemüse in allen Variationen.

Süßigkeiten gab es noch nicht in diesem Ausmaß wie heute. Wir bekamen aber trotzdem genügend Leckereien. Schokoladenpudding war ein besonderes Highlight; möglichst noch mit einem Schuss Milch. Süßes konnten wir nie genug bekommen und es war gut, dass unsere Mutter sehr darauf achtete, dass wir nicht zu viel davon aßen. Auffällig war damals schon, dass mir relativ häufig schlecht wurde und ich oft unter Durchfällen litt. Doch auf die Idee, einen Zusammenhang zwischen der Ernährung und diesem häufigen Unwohlsein herzustellen, kam man damals noch nicht. Dass besonders schwere und fette Lebensmittel mir nicht bekamen, war so auffallend, dass ich bei manchen Gerichten weniger essen musste als die sonst übliche Portion. Am meisten hasste ich Blut- und Leberwürste mit Sauerkraut. Mich schüttelt es ehrlich gesagt auch heute noch, wenn ich nur den Geruch abbekomme. Aber eine Miniportion musste ich davon trotzdem essen. Für diese paar Bissen brauchte ich meistens genauso lange wie der Rest der Familie für die gesamte Mahlzeit. Zum Glück gab es dieses Gericht nur äußerst selten. Ich nehme an, dass es im Herbst vielleicht zwei- oder dreimal auf den Tisch kam.

Für manche Jugendliche klingt es bestimmt abenteuerlich, wenn ich erzähle, dass wir noch mit der Blechkanne zum Milchholen gingen. Das hat uns immer Spaß gemacht, da wir unterwegs meistens einige Nachbarskinder trafen. Anscheinend wurden wir alle etwa um die gleiche Zeit losgeschickt. Auf alle Fälle war Milchholen amüsant und angenehmer als manches andere Ämtchen. Im Laden stand eine ältere Frau, die die gekühlte Milch aus dem Tank in unsere Kannen pumpte. Wenn wir zufällig 10 Pfennige übrig hatten – das war nicht oft der Fall, denn damals war Taschengeld bei kleineren Kindern noch nicht üblich – kauften wir uns zwei Portionen Schlagsahne. Die wurde ebenfalls gekühlt in kleine Eiswaffelhörnchen gepumpt. Da die Sahne für mich zu fett war, bekam meine Schwester beide Portionen und ich durfte dafür die Waffeln essen. Für uns war das ein Genuss. Seit meiner Einschulung hatte ich häufig Schnupfen, und zwar genauso oft im Sommer wie im Winter. Im Winter schnappte ich mir bald jeden Infekt, der mit einem Schnupfen einherging, und im Sommer bekam ich ihn bei großer Hitze. Heute weiß ich, dass starke Hitze und große Kälte einen Einfluss auf den Histaminspiegel haben. Sie gehören ebenfalls zu den Histamin-Liberatoren, erzeugen also im Körper ein Alarmsignal, auf das der Körper unter anderem mit der Freisetzung gespeicherten Histamins reagiert. Bei unseren Urlauben in Italien bekam ich manchmal fast keine Luft durch die Nase, so zugeschwollen waren meine Schleimhäute. Es war grässlich. Nach der ersten Urlaubswoche wurde es meistens besser; mein Körper schien sich dann irgendwie mit der Hitze zu arrangieren und ich konnte die restlichen Ferien dann doch noch genießen. Wir haben diese Zeit immer unglaublich genossen und uns schon auf die nächsten Ferien gefreut. Und das, obwohl ich wusste, dass mir wieder eine schwere „Schnupfen-Woche" bevorstand.

Wir wohnten in den Kinder- und Jugendjahren in einem alten Haus mit einem großen Garten, in dem wir nach Herzenslust herumtollen und spielen konnten. Ich hatte mir eine riesige Trauerweide als Spielzimmer für den Sommer auserkoren. Dort konnte ich im Schatten genüsslich viele Stunden verbringen. Entweder lag ich auf dem Bauch und las ein spannendes Buch, oder ich spielte mit meinen Freundinnen. Interessant ist vor allem, dass ich prinzipiell den Schatten suchte. Für mich waren Sonnenbäder unvorstellbar. Beim Aufenthalt in der prallen Sonne wurde mir heftig schlecht und schwindelig.

Die Hitze machte mir nicht nur in Italien zu schaffen. Ich beneidete immer meine blonde Mutter, die es stundenlang in der Sonne aushielt, während ihre „dunkle" Tochter lieber unter Bäumen saß. Auch meine Schwester war im Sommer braun wie eine Nuss und unser Vater sah mit seinen kohlschwarzen Haaren und braungebrannt nach dem Urlaub wie ein Südländer aus.

Schwierig wurde es auch, wenn ich krank wurde und Medikamente bekommen sollte. Unser Vater war selbst Mediziner und raufte sich wohl manchmal die Haare, wenn er seiner Jüngsten ein Medikament verabreichen musste. Es war nie abzusehen, wie ich darauf reagierte. Manchmal schluckte ich die Medizin (in der Erinnerung war das Zeug meistens grässlich bitter) und hatte überhaupt keine Probleme. Ein anderes Mal ging es mir danach richtig schlecht. Da man in diesen Jahren Intoleranzen überhaupt noch nicht kannte, war das eben eine weitere Absonderlichkeit, mit der ich leben musste. Da ich als Kind auch selten Medikamente bekam, war das auch kein allzu großes Drama.

Problematisch wurde es, als ich in die Pubertät kam und meine Blasenentzündungen, die mich schon seit dem 4. Lebensjahr regelmäßig begleiteten, sich häuften. Ich war damals mit meiner Freundin mindestens viermal pro Woche im Schwimmbad und verschlimmerte diese Anfälligkeit dadurch natürlich noch weiter. „Dummerweise" vertrug ich damals Antibiotika recht gut und musste sie bei jeder schwereren Blasenentzündung schlucken. Leider lebte mein Vater damals schon nicht mehr. Ihm wäre vielleicht aufgefallen, dass die Häufigkeit dieser Medikamentengabe schädlich sein könnte. Auf alle Fälle schluckte ich tapfer ein Antibiotikum nach dem anderen und ging weiterhin fröhlich zum Schwimmen. Erst als ich schon verheiratet war, hat mir ein Urologe vorgeschlagen, für drei Monate auf den Frei- und Hallenbadbesuch zu verzichten, um festzustellen, ob es mir dann besser gehen würde. In diesen drei Monaten hatte ich keine einzige Entzündung. So blieb mir nichts anderes übrig, als das Schwimmen abzuhaken. Wir kauften daraufhin ein kleines Schlauchboot, damit ich am See den anderen nicht nur vom Ufer aus bei Schwimmen zuschauen musste. Ich hängte vom Boot aus meine Füße ins Wasser und war froh, dass ich dieses Übel endlich abgestellt hatte. Trotzdem fiel und fällt es mir manchmal sehr schwer, nicht ins Wasser zu dürfen, wenn alle anderen um mich herum das kühle Nass genießen.

Interessant ist allerdings, dass ich, seit die Histamin-Intoleranz richtig ausgebrochen ist, wieder mehr mit Blasenentzündungen zu kämpfen habe. Inzwischen habe ich aber Cranberrys ausprobiert und festgestellt, dass sie mir recht gut helfen. Was für ein Glück! Ich trinke „Cranberry-Vollfrucht" aus dem Reformhaus. Ab einem bestimmten Stadium müssen allerdings Medikamente gegeben werden, damit keine Bakterien in die Nieren aufsteigen. Deshalb ist es bei einer Blasenentzündung wichtig, dass der Urin regelmäßig von einem Arzt kontrolliert wird.

In der Pubertät verloren sich zum Glück auch meine vielen Schnupfenperioden. Dafür bekam ich jetzt häufig Halsentzündungen, die auch nicht besonders angenehm waren. Vor allem im Juni erwischte es mich regelmäßig; besonders bei großer Hitze. So hatte ich im Laufe der Zeit in sämtlichen Jackentaschen Lutschtabletten für den Hals.

Fastnacht, das bei uns im Schwarzwald als fünfte Jahreszeit gilt, war natürlich auch für uns Kinder eine tolle Woche. Ein kleiner Spielkamerad von uns, der „Bubi", wohnte ein paar Häuser neben uns. Seine Mutter backte traumhaft gute Berliner, bei denen einem die Marmelade beim ersten Biss schon um die Mundwinkel lief, so dick waren sie gefüllt. Sie waren unglaublich lecker. Leider wurde mir nach deren Genuss regelmäßig fürchterlich schlecht. Es dauerte allerdings mindestens drei Jahre, bis ich alt genug war, um festzustellen, dass mir der Genuss des tollen Gebäcks überhaupt nicht gut tat, woran auch immer das gelegen haben mochte. Schweren Herzens ging ich nicht mehr mit, wenn bei Bubi zu Hause die Berliner verteilt wurden.

Unsere Familie war eine Teetrinker-Familie. Unser Vater war in englischer Kriegsgefangenschaft gewesen und lobte immer die Fairness und Freundlichkeit der Engländer in jener Zeit. Da er nach den Kriegsjahren körperlich total erschöpft war, nahm er dankbar zur Kenntnis, dass die englischen Besatzer die Kriegsgefangenen mit guter Nahrung versorgten. Unter anderem bekamen sie viel schwarzen Tee zu trinken. Die Liebe zu diesem Getränk blieb unserem Vater auch nach dem Krieg erhalten, und so wuchsen wir Kinder mit Tee auf. Unsere Mutter war allerdings eine „Kaffeetante", und als wir Teenager wurden, stieg sie auf Kaffee zum Frühstück für uns um. Das funktionierte bei mir überhaupt nicht. Ich bekam nach dem Genuss von Kaffee jedes Mal Sodbrennen und heftiges Herzklopfen. So kehrte ich schon bald wieder reumütig zum Tee zurück.

Wir Kinder trieben viel Sport. Ich war eine begeisterte Reiterin. Auch waren wir Schwarzwälder Kinder im Winter natürlich oft auf den Brettern. Unser Vater war ein hervorragender Skiläufer und brachte uns die Grundlagen bei, bevor wir im Skikurs „gezwiebelt" wurden. Das machte zwar Spaß, war aber für mich unglaublich anstrengend. Ich erinnere mich in diesem Zusammenhang daran, dass ich manchmal während des Sports oder kurz danach unglaublich müde wurde und fürchterlich zu frieren begann.

Während des Studiums hatte ich Ballettstunden. Meistens gingen wir nach „getaner Arbeit" noch in ein kleines Lokal, um etwas zu trinken und zu „schwatzen". Ich bestellte immer gleichzeitig eine Apfelsaftschorle und einen heißen Tee. Mit der Schorle stillte ich meinen Durst und mit dem Tee versuchte ich mich wieder aufzuwärmen, weil ich fast immer fror wie ein Schneider; auch mitten im Sommer und trotz der Anstrengungen.

Heute, nachdem ich die vielen Facetten der Histamin-Intoleranz kenne, kann ich diese Symptome einordnen und weiß, dass vermutlich die Erschöpfung daran schuld war. Auch extreme körperliche Anstrengung ist ein Histamin-Liberator. Doch damals dachte ich immer, ich sei einfach empfindlicher als „normale" Leute.

Als wir in die Teenagerjahre kamen, in denen wir abends ausgehen durften, legte unsere Mutter uns nahe, keine großen Mengen Alkohol zu trinken. Das fand ich witzig, da ich Alkohol sowieso schauerlich fand. Schon nach einem halben Glas Bier bekam ich Schweißausbrüche, Herzklopfen und musste ständig zur Toilette. Bei Wein war es nur geringfügig besser. Kein Wunder, dass Alkohol für mich keine Gefahr darstellte. Als ich 15 Jahre alt war, starb unser Vater plötzlich an den Folgen einer Operation am 23. Dezember. Wir standen alle unter Schock. Auf einmal war unsere Familie nicht mehr komplett. In dieser Situation war unsere Mutter der Fels in der Brandung. Sie versuchte uns „Mädels" weiterhin die Geborgenheit der jetzt kleinen Familie zu geben, und mit der Zeit lernten wir mit der neuen Situation zu leben.

Doch nach zwei Jahren kam der zweite Schock. Unsere Mutter erkrankte an Brustkrebs und musste sich einer Amputation unterziehen. Es begannen schwere Jahre für sie und uns. Die Angst war unser ständiger Begleiter. Doch ihr Humor und ihre unglaubliche Stärke halfen uns, auch jetzt ein relativ normales Leben zu führen. Meine Schwester war inzwischen schon im Studium. So fuhren meine Mutter und ich manchmal nach der Schule in den Schwarzwald und gingen irgendwo gemütlich essen. Schön essen zu gehen war Mutters Leidenschaft und wir kannten eine Menge Gasthöfe in der Umgebung. Dabei hatten wir viel Spaß, obwohl ich immer mehr aufpassen musste, dass ich nichts „Falsches" bestellte, weil ich daraufhin immer häufiger heftige Darmbeschwerden bekam. Doch das war inzwischen für mich so selbstverständlich geworden, dass ich mich automatisch danach richtete.

Nach zwei weiteren Jahren, die wir – so gut wir konnten – gemeinsam genossen hatten, starb auch unsere Mutter. Ich hatte gerade das schriftliche Abitur hinter mich gebracht und wartete auf die mündlichen Prüfungen. Das war eine schwierige Zeit.

Dass ich schon früh auf vieles verzichten musste, war mir meistens gar nicht so bewusst. Ich hasste es zwar, ständig krank zu sein, gewöhnte mich aber irgendwie immer wieder an neue Einschränkungen.

Unangenehmer fand ich allerdings, dass es immer wieder wohlmeinende Menschen gab, die mir sagten, dass man das alles nicht so ernst nehmen dürfe, dann würde es mir schon bald wieder gut gehen, oder sie gaben mir die irrwitzigsten Tipps. So ein Schwachsinn. Ich versuche ganz bewusst, bei Patienten solche Floskeln zu vermeiden, die den anderen nur vor den Kopf stoßen, aber absolut keine Hilfe darstellen. Außerdem ist es auch nicht ungefährlich, solche Ratschläge zu erteilen. Was, wenn der Patient sie wirklich befolgt, und das Ganze endet dann in der Katastrophe?

Studium und Ehe

Während des Studiums warteten schon die nächsten Schwierigkeiten auf mich. Ich bekam eine schwere Hepatitis und lag fast sieben Wochen in der Klinik. Wieder einmal hatte ich heftige Durchfälle, und nach einem enormen Gewichtsverlust sah ich aus wie ein Strichmännchen. Mein Mann pflegte mich nach meiner Rückkehr rührend, doch mein Gewicht konnte ich jahrelang nicht mehr richtig steigern. Ich trug damals bei einer Größe von 1,73m knapp Kleidergröße 36. So wie andere Mädchen ständig versuchen abzunehmen, setzte ich alles daran, wieder zuzunehmen. Im Laufe der Jahre wurde ich endlich wieder kräftiger und konnte auch besser essen, was in den ersten zwei Jahren nach der Krankheit eine große Schwierigkeit für mich war.

Unser Freundeskreis war in dieser Zeit sehr hilfreich. Man nahm mich einfach wie ich war, und wenn wir eingeladen wurden, gab ich vorher Bescheid, was ich essen durfte und was nicht. So kam ich immer irgendwie über die Runden. Schön war dieser Zustand allerdings trotzdem nicht. Und langsam hatte ich es auch satt, ständig aufpassen zu müssen, und wollte mich einfach endlich einmal gesund und normal fühlen.

In dieser Zeit gab es viel Gemüse bei uns und Unmengen an Reis, den wir beide gern essen. Da bemerkte ich auf einmal, dass ich auf den Genuss von Tomaten mit einem Brennen der Mundschleimhaut reagierte. Das Brennen wurde im Laufe der Zeit immer stärker, und irgendwann ließ ich die Tomaten ganz weg, weil die Mundschleimhaut immer extremer reagierte. Dass die Tomate ein starker Histamin-Liberator ist, weiß ich erst jetzt, seit ich mehr über die Histamin-Intoleranz erfahren habe. Der Verzicht auf meine Tomatenbrote am Abend fällt mir immer noch schwer, und mir läuft auch heute noch das Wasser im Mund zusammen, wenn andere Tomatenbrot auf dem Teller haben.

Nun war es aber in keiner Weise so, dass ich mit Situationen, in denen ich durch meine Krankheit ungewollt auffiel, immer ganz problemlos umgehen konnte. Manchmal genierte ich mich schrecklich, wenn ich zum Beispiel im Freibad nicht mit ins Wasser gehen konnte oder bei einer Einladung mein selbst mitgebrachtes Essen auspackte. Es kam auch immer darauf an, mit wem ich zusammen war. Bei Freunden war es nicht so schlimm, aber mich bei Fremden immer wieder erklären zu müssen, war ich einfach leid. Doch im Laufe der Jahre begriff ich immer mehr, dass ich wahrscheinlich nie ein „normales" Leben führen können würde, und versuchte das Beste daraus zu machen. Trotz allem habe ich viele schöne Erinnerungen an gemeinsam erlebte Feste, an Wanderungen, Urlaube und vieles mehr.

Langsam wurde mir klar, dass zwischenmenschliche Beziehungen eine große Rolle spielen, wenn wir mit schwierigen Situationen fertig werden müssen. Dann können wir viel mehr ertragen. Das bedeutet allerdings nicht, dass ich glücklich darüber war, dass sich mein Leben oft so schwierig gestaltete. Ich fand nur immer wieder die Kraft weiterzumachen. Und diese Erfahrung war wertvoller als Gold.

Da mein Mann und ich gern zum Essen gingen, musste ich die Gastronomen in unserer Umgebung mit meinen Schwierigkeiten ein wenig vertraut machen, um auch im Lokal essen zu können. Das klappte oft recht gut, und die meisten gaben sich große Mühe, für mich ein bekömmliches Essen auf den Tisch zu zaubern mit Zutaten, die mir gut bekamen. So konnte ich die Einschränkungen in dieser Zeit wenigstens einigermaßen gut ertragen, obwohl ich deren Ursache nicht richtig verstand und die Ärzte ebenfalls nicht.

Die Jahre vor dem Ausbruch

In den Jahren, bevor die Krankheit endgültig zum Vorschein kommt, geht es mir langsam immer schlechter und kein Arzt kann eine Erklärung finden. Mir wird häufig nach dem Essen übel, ich habe Darmkrämpfe und bin gebläht. Am schlimmsten sind aber die häufigen anfallsartigen Herzbeschwerden, die sich in einem stark beschleunigten Puls, Druck auf der Brust und manchmal auch Schmerzen äußern. Auf dem EKG ist nichts zu sehen und bei den gängigen Blutuntersuchungen kommt auch nicht viel heraus.

Dank meiner Ärztin für Naturheilkunde komme ich einigermaßen über die Runden, weil sie immer wieder Mittel findet, welche die Symptome wenigstens lindern.

Im Sommer 2007 verbringen wir zum zweiten Mal unseren Urlaub in Italien am Lago Maggiore. Wir haben eine hübsche Ferienwohnung gemietet, ungefähr 100 m vom See entfernt. Weil wir uns 2006 dort so wohlgefühlt haben, hat es uns wieder dorthin gezogen. Doch dieses Mal geht nicht alles so glatt. Mein Mann und ich haben uns einen Magen-Darminfekt eingefangen, während unser Freund, der mit dabei ist, zum Glück unbeschadet davonkommt. Der Infekt ist nicht sehr schwer, und meinem Mann geht es nach zwei Tagen wieder gut. Ich fühle mich aber den ganzen Urlaub lang nicht mehr wohl. Am besten geht es mir, wenn ich nichts im Magen habe oder wenn ich nur Reisflockenbrei mit Apfelmus esse. Das ist allerdings keine Ernährung für drei Wochen Urlaub. So quäle ich mich mit dem Essen irgendwie von Woche zu Woche und merke schnell, dass mir der Elan vom Jahr zuvor fehlt. Wie gern bin ich morgens durch die Gässchen „gestromert", habe mit ein paar lächerlichen Brocken Italienisch Brötchen und ein paar Kleinigkeiten besorgt und bis zum Frühstück unten am Seeufer die schöne Kulisse genossen. Auch habe ich gern den alten Männern am See zugeschaut, die sich mit Händen und Füßen unterhalten und viel gelacht haben. All dies tue ich in diesem Jahr auch, aber es strengt mich an und ich bin kraft- und lustlos. Selbst die schönsten Unternehmungen brauchen mehr Kraft, als ich eigentlich zur Verfügung habe.

Dieses Mal sagt nach dem Urlaub auch niemand, wie letztes Jahr, zu mir: „Toll, siehst Du erholt aus!" Es dauert noch bis weit in den Herbst hinein, bis ich mich wieder kräftiger fühle. Aber wirklich nur einigermaßen.

Mir fällt alles immer schwerer, und ich fühle mich ständig müde. Ich bin zwar froh, dass es mir von der Ernährung her wieder besser geht, aber jetzt „kämpfe" ich inzwischen an einer anderen Front. Wenn ich mich sehr anstrenge, bekomme ich nachts fürchterliche Anfälle mit Herzrasen und Blutdruckschwankungen, der Blutdruck steigt zeitweise auf Werte bis zu 200/100.

Mein Mann und ich spielen in unserer Kirchengemeinde in einer Band. Zu dieser Zeit spiele ich noch Querflöte und singe. Wenn wir einen Abendgottesdienst gestaltet haben, muss ich direkt danach einen heißen Tee zu mir nehmen und etwas essen, weil ich außergewöhnlich erschöpft bin. Dann geht es mir wieder etwas besser. Zu Hause kann ich meistens auch einschlafen, wache dann aber ungefähr eine Stunde nach dem Zubettgehen mit furchtbarem Schüttelfrost auf und merke, dass mein Herz rast, der Blutdruck extrem hoch ist und ich viel Wasser verliere. Da bei mehreren Untersuchungen nichts Auffallendes herauskommt, versuchen die Ärzte es mit einem Beta-Blocker, den ich überhaupt nicht vertrage. Unter anderem bekomme ich nach dessen Einnahme mit der Atmung Schwierigkeiten. Deshalb suche ich bei meiner Ärztin Rat, die naturheilkundliche und anthroposophische Medizinerin ist, und bekomme von ihr Ampullen, die mir im Notfall wenigstens ein bisschen Linderung verschaffen. Aber einen Reim kann sich kein Arzt auf diese merkwürdigen Symptome machen. Mir sind sie langsam nicht nur lästig, sondern auch peinlich.

Meine Schwester, die ebenfalls dringend zu einer Untersuchung muss, weil sie immer häufiger Probleme beim Essen von Teigwaren bekommt, rät mir zu einem Aufenthalt in einer Privatklinik, weil sie sieht, dass es mir immer schlechter geht. So fahren wir miteinander hin und lassen uns „durchchecken." All diejenigen, die damit hadern, dass sie keine Privatpatienten sind, kann ich hier trösten. Es gibt auch Privatkliniken, in denen Sie viel Geld liegen lassen und trotzdem überhaupt nicht gut betreut werden. Ich merke schnell, dass die Ärztin, der ich zugeteilt bin, mich auf die Schiene „psychische Probleme" setzt, und erkläre ihr nachdrücklich, dass ich weder Depressionen noch große Probleme habe. Trotzdem höre ich immer wieder heraus, in welcher Schublade ich gelandet bin. Meiner Schwester geht es nicht viel besser. Der Clou ist das Abschlussgespräch mit dem leitenden Arzt, der meint, ich solle mich einfach nicht so anstrengen beim Flötespielen... Mir fehle absolut nichts. Mir tut es vor allem um das Geld leid, das für nichts und wieder nichts in der Klinik geblieben ist. Besser geht es uns allen beiden immer noch nicht, und wir haben auch keine Diagnose.

Nachdem ich den Winter einigermaßen überstanden habe, freue ich mich auf den Frühling und die dann hoffentlich wieder nachwachsenden Kräfte. Doch hier habe ich die Rechnung ohne den Wirt gemacht. Mich erwischt im März ein heftiger Grippe-Virus, der mich sechs Wochen ins Bett verbannt, so dass es Ende April wird, bis ich das Frühjahr sehr geschwächt genießen kann. Wir haben einen Kurzurlaub am Ammersee gebucht und freuen uns riesig darauf. In dieser Gegend waren wir noch nie und sie wurde uns von mehreren Bekannten wärmstens empfohlen. Vom See zu unserer Ferienwohnung geht es steil bergauf und ich stelle fest, dass ich nach meiner Grippeerkrankung noch ziemlich schwach bin und nur langsam den Berg „herauftrotteln" kann, weil sonst der Druck auf dem Herz unerträglich wird. Das schmälert allerdings unsere Urlaubsfreude nicht.

Am nächsten Morgen erwachen wir von einem eintönigen Rauschen. Es gießt in Strömen. „Nun, das darf in einem Urlaub ja auch einmal sein", denken wir und „faulenzen" die nächsten Stunden in unserem Domizil. Hauptsache, heute Mittag wird es wieder besser.

Das hat der Wetterbericht nämlich versprochen. Doch der Regen interessiert sich nicht im Geringsten für den Wetterbericht und plätschert fröhlich weiter vor sich hin. Und so geht es Tag für Tag … Außerdem wird es immer kälter.

Inzwischen haben wir festgestellt, dass der große Wohnraum, der einen tollen Ausblick in einen romantischen Garten hat, über keine Heizung verfügt. In einem Schrank steht lediglich verschämt ein winziger elektrischer Radiator. Na, toll, so haben wir uns unseren Frühjahrsurlaub vorgestellt. Morgens quetschen wir uns zu zweit auf das Sofa vor dem „Mini-Öfchen" und lesen. Mittags machen wir kleine Autofahrten und versuchen durch den dicken Nebel ein paar Blicke auf den See zu erhaschen. Der Höhepunkt des Tages ist meistens ein Café- oder Restaurantbesuch. Da ich schon sehr eingeschränkt mit meiner Ernährung bin, muss mein „armer Mann" das wieder wettmachen und sämtliche Kuchen der umliegenden Cafés probieren … Ich genieße sämtliche Sorten Tee, die ich entdecke, und außerdem das Gefühl, ein paar Tage in einer anderen Umgebung zu sein.

Die Kälte draußen und in der Wohnung tragen nicht gerade zu einem erholsamen Urlaub bei. So fahren wir nach unserem nur halb geglückten Urlaub wieder nach Hause. Ich bin nicht so erholt, wie ich es nach der Grippe nötig gehabt hätte, aber im Laufe der Wochen komme ich doch wieder einigermaßen auf die Füße. Dabei hilft mir auch die Vorfreude auf unseren Ostsee-Urlaub, der für den Sommer geplant ist.

Doch vorher unternehmen meine Schwester und ich noch einen zweiten Versuch. Da meine Schwester ebenfalls immer öfter Probleme mit der Ernährung hat, suchen wir händeringend nach einem Arzt, der eine Diagnose oder noch besser ein Verfahren an der Hand hat, mit dem er uns heilen kann. Auch meine Schwester hat schon eine Menge Untersuchungen hinter sich, die alle kein Ergebnis gebracht haben. So landen wir eines Tages in Norddeutschland in einem Behandlungszentrum, in dem mit Hilfe einer besonderen Methode Giftstoffe aus dem Körper geleitet werden sollen.

Um es vorweg zu nehmen: Gebracht hat uns diese Reise ehrlich gesagt überhaupt nichts. Die Behandlungskosten waren zwar nicht sehr hoch, aber die Reise und Übernachtung haben Geld gekostet. Die Behandlung hat bei uns beiden den Kreislauf belastet und uns um eine Hoffnung ärmer gemacht. Den Arzt, der das Behandlungszentrum leitet, haben wir während des mehrtägigen Aufenthalts kein einziges Mal zu Gesicht bekommen. Das Problem ist eben, dass man in der Verzweiflung oft nach jedem Strohhalm greift; jetzt waren wir wieder um eine Erfahrung reicher.

Trotzdem genießen wir beide diese gemeinsamen Tage sehr. Zum ersten Mal seit unserer Kindheit schlafen wir wieder in einem Zimmer und sind Tag und Nacht zusammen. Was haben wir uns nicht alles zu erzählen. Wenn ich wieder Herzprobleme und Schüttelfrost bekomme, macht meine Schwester mir eine Wärmflasche oder einen Essigwickel auf die Brust. Geht es dann wieder besser, wird weiter „geschnattert".

Allerdings geht es mir unter der Behandlung von Tag zu Tag schlechter und so breche ich sie vorzeitig ab. Da in dieser Zeit ganz Norddeutschland unter einer heftigen Hitzewelle mit 34°C leidet und darüber stöhnt, sitzen wir die meiste Zeit im Garten unserer Pension unter einem Obstbaum und trinken literweise Wasser. Ein Urlaub am Bodensee, der nicht allzu weit von uns entfernt ist, hätte uns bestimmt eine bessere Erholung beschert und wäre weniger anstrengend gewesen. Aber hinterher ist man ja meistens schlauer.

Im August treten wir endlich unseren Ostseeurlaub an. Dieses Mal haben wir absolut ins Glückstöpfchen gegriffen. Es werden wunderschöne Wochen. Doch für mich sind sie schwer „erkauft." Seit meiner Grippe habe ich immer wieder Herzprobleme. Dabei liegt ein schwerer Druck auf meiner Brust und der Puls rast. Da bei meinen Untersuchungen keine Besonderheiten zu finden waren, gehe ich davon aus, dass sich nichts Schlimmes dahinter verbirgt. So habe ich für die lange Fahrt (vom Schwarzwald aus sind es über 900 km, die wir in zwei Tagen bewältigen) drei Waschlappen in Essigwasser getränkt und jeweils in einem Plastikbeutel in einer

Kühltasche gelagert. Wenn die Beschwerden unterwegs zu heftig werden, lege ich einen Lappen auf die Brust und komme so recht und schlecht auf unserer Ostseeinsel an. Aber egal, Hauptsache wir sind da.

Wir haben es wunderbar getroffen und können vom Wohnzimmer unserer Wohnung aus direkt aufs Wasser schauen. Das ist toll! Wenn wir morgens die Vorhänge aufziehen, sehen wir über die ganze Front den Schiffen zu, die vor unserer Nase ein- und ausfahren. Das ist für uns Landratten ein Erlebnis. Die Luft ist sehr gut und ich habe von Anfang an das Gefühl, leichter atmen zu können. Die ersten Tage sind wir sehr müde und schlafen nachts zehn oder elf Stunden. Das ist für die Erholung ideal. Bald fühle ich mich etwas kräftiger und kann kleinere Spaziergänge unternehmen. Nur das Laufen auf dem Sandstrand klappt bis zum Schluss nicht richtig, da es sehr anstrengend ist. Aber alles in allem hat dieser Aufenthalt meiner Gesundheit gut getan und mir wieder Kraft für den Winter geschenkt.

Immer mehr unklare Beschwerden

Leider stelle ich 2006 auf einmal fest, dass mir Getreide nicht mehr gut bekommt. Besonders kurz nach dem Genuss von Dinkel (den ich liebend gern esse) oder Weizen bin ich aufgeblasen wie ein dicker Luftballon und bekomme Bauchschmerzen. Um herauszufinden, ob eine Glutenunverträglichkeit vorliegt, lasse ich stark glutenhaltiges Getreide weg, und siehe da, es geht mir besser. So lebe ich die nächsten zwei Jahre glutenarm, aber nicht glutenfrei, und fühle mich wieder wohler.

Interessant ist, dass ich nach Ablauf der zwei Jahre wieder viel mehr Getreidearten vertrage. Trotzdem bin ich vorsichtig und gönne mir nur noch ganz selten ein Wasserbrötchen. Schade, denn für so ein helles Brötchen (bei uns im Schwarzwald sagt man „Weckle"), dick mit Käse belegt, würde ich auch heute noch meilenweit gehen.

Inzwischen ist bei meiner Schwester eine Zöliakie ausgebrochen, die aber auch lange Zeit nicht diagnostiziert wird. Wir scheinen beide mit der Ernährung immer mehr Schwierigkeiten zu bekommen, was uns sehr irritiert.

Um das Maß vollzumachen, „schnappe" ich im Frühling 2008 den üblen Grippe-Virus auf, von dem ich ja schon berichtet habe. Während dieser Wochen werde ich das erste Mal in meinen Leben ohnmächtig. Einfach so, während ich mich im Badezimmer aufhalte.

Als ich mich langsam wieder von der Krankheit erhole, versucht mein Mann mich mit allen Mitteln „aufzupäppeln", da ich (wieder mal) ziemlich stark abgenommen habe. Er kocht für mich Pellkartoffeln und serviert sie mit Käse und Quark, weil er weiß, dass ich dieses Gericht liebe. Nachdem ich die erste Kartoffel gegessen habe, bekomme ich plötzlich Herzrasen und mir wird übel. Wir können uns das beide nicht erklären und führen die Reaktion auf die Restausläufer der Grippe zurück. Einige Wochen später passiert mir bei einem anderen Kartoffelgericht das Gleiche wieder. Dieses Mal werde ich hellhörig und nehme mir vor, darauf zu achten, ob die Ernährung vielleicht eine Rolle bei diesen Anfällen spielt.

Doch die Geschichte ist längst im Rollen und ich kann gar nichts mehr einordnen. Mir wird immer häufiger auf Getränke und Nahrungsmittel übel. So zum Beispiel auf meinen geliebten Grüntee, von dem ich mir morgens immer einen Becher mit ins Badezimmer nehme. Beim einen Mal wird es mir nur schlecht, das andere Mal „rattert" mein Puls wieder los. Da ich schon so viele Untersuchungen hinter mir habe, die alle nichts brachten, hoffe ich, dass ich selbst irgendwann die Lösung entdecke.

Die Krankheit bricht massiv aus

Dann kommt das Frühjahr 2009. Wir haben einen fünftägigen Urlaub am Bodensee gebucht und freuen uns riesig darauf, ein paar Tage am See zu genießen. Doch zwei Tage vor der Reise bekomme ich einen Darminfekt. Ich will aber auf diesen Urlaub, auf den wir uns während des langen Winters so gefreut hatten, nicht verzichten. Also packe ich Babygläschen und Knäckebrot ein, und wir machen uns auf den Weg. Mir geht es während dieser Tage zwar nicht berauschend gut, aber ich kann die Beschwerden aushalten; vor allem, wenn ich nicht viel esse. Ich habe auch keine Lust mehr, mich ständig mit meiner Ernährung zu beschäftigen. So genießen wir diese schöne Zeit bei traumhaftem Wetter und freuen uns, dass diese Tage doch noch möglich geworden sind.

Wieder zu Hause, habe ich gleich am nächsten Tag einen wichtigen Termin. Kurz bevor ich das Haus verlasse, „futtere" ich noch ein Brötchen mit Quark. Schon im Auto wird mir wieder schlecht und an meinem Ziel schaffe ich es gerade noch bis zur Toilette. Langsam hege ich den Verdacht, dass ich keinen Darminfekt habe, sondern vielleicht eine Milcheiweiß- oder Laktose-Unverträglichkeit. Denn Käse, Frischkäse und Quark sind ein wichtiger Bestandteil meiner Nahrung. Ich nehme mir vor, ein bis zwei Wochen auf diese Nahrungsmittel zu verzichten und vielleicht nur ein bisschen Ziegenmilch zu probieren. Mit einem Bio-Ziegentrockenmilchpulver komme ich ganz gut über die Runden und fühle mich wieder besser. „Na, also", denke ich, „jetzt weiß ich wenigstens, was los ist und kann nach den Feiertagen meinen Hausarzt um eine entsprechende Untersuchung bitten.

Am Freitag vor Pfingsten spiele ich noch einmal mit unserer Band und bekomme, wie üblich in dieser Zeit, nachts wieder einen Anfall. Im Laufe des darauf folgenden Morgens geht es mir glücklicherweise wieder besser. Mittags kaufe ich, mutig geworden, weil ich die Ziegenmilch so gut vertragen habe, einen Ziegenfrischkäse und probiere ihn zum Abendessen. Ich glaube, ich habe noch nie in meinem Leben so schnell auf ein Nahrungsmittel reagiert. Die Scheibe Brot ist noch nicht zu Ende gegessen, als ich einen solchen Anfall mit Herzrasen, Schüttelfrost und Darmkrämpfen bekomme, dass mir Hören und Sehen vergeht. Zwischendurch geht es immer wieder ein bisschen besser, dann kommt der nächste Schub.

In meiner Verzweiflung schaue ich im Internet nach, ob ich irgendwo etwas Passendes zu diesen Symptomen finde und stoße zum ersten Mal auf den Begriff „Histamin-Intoleranz". Was ich dort zu lesen bekomme, ist alles anderes als beruhigend; deshalb nehme ich mir vor, das sofort nach den Feiertagen abklären zu lassen. Ich weiß, dass viele Ärzte davor warnen, sich im Internet schlau zu machen, da dort eine Menge „Schrott" zu lesen ist. Das ist mit Sicherheit richtig. Man sollte auf keinen Fall alles glauben und befolgen, was dort zu lesen ist. Aber die eine oder andere Anregung kann man sich dort eben doch holen. Wichtig ist, dass man sich danach mit einem Arzt austauscht, und mit der Zeit lernt man auch, die seriösen von den unsachlichen Berichten zu unterscheiden.

Da man ja meistens an den Wochenenden oder nachts erkrankt, bilde ich in diesem Fall auch keine Ausnahme und habe mir sogar den Pfingstsamstagabend ausgesucht. Das bedeutet, dass ich noch zwei Tage warten muss. Für den Fall, dass ich wirklich eine Histamin-Intoleranz haben sollte, suche ich mir eine Liste im Internet, auf der die Lebensmittel stehen, die ich auf keinen Fall essen sollte. Des Weiteren suche ich noch eine zweite Liste, auf der die verträglichen Nahrungsmittel zu finden sind. So kämpfe ich mich durch dieses Wochenende. Am besten vertrage ich noch Reisprodukte. Alles andere geht fast nicht mehr.

Da mein Hausarzt in der Woche nach Pfingsten Urlaub hat, mache ich gleich nach den Feiertagen einen Termin bei einer mir noch fremden Ärztin. Ich bekomme Blut „abgezapft" und werde gründlich untersucht. Auch sie vermutet, dass eventuell eine Histamin-Intoleranz im Spiel sein könnte. Doch dann kommt die große Überraschung: Mein Diaminoxidase-Wert (das ist das Enzym, das für den Abbau für Histamin verantwortlich ist) ist normal. Nun sind wir so klug wie zuvor.

Trotzdem vereinbart die Ärztin mit mir, dass ich vier bis sechs Wochen eine Eliminationsdiät halten soll. Daran halte ich mich eisern.

Glücklicherweise ist inzwischen mein Hausarzt wieder im Dienst. Er kümmert sich sogleich um weitere Untersuchungen und zerbricht sich den Kopf, aus welcher Ecke die Beschwerden kommen könnten. Ich bin heute noch dankbar, dass er und meine

Ärztin für Naturheilkunde mir nie das Gefühl gaben, dass ich mir die Beschwerden nur einbilde. Diese Erfahrung habe ich leider in manchen Kliniken machen müssen. Doch wir suchen tapfer weiter und hoffen, irgendwann zu einem Ergebnis zu kommen.

Leider verliere ich in dieser Zeit immer mehr an Gewicht und werde von Tag zu Tag schwächer. Zum Glück arbeite ich hauptsächlich am Schreibtisch. Körperliche Arbeit wäre in dieser Zeit kaum noch möglich. Im Juni fühle ich mich so schwach, dass ich vorsorglich einen Brief an meinen Mann in meinen Nachttisch lege, weil ich das Gefühl habe, es nicht mehr bis Weihnachten zu schaffen, falls wir keine Diagnose finden. Inzwischen bin ich sogar schon über das Gefühl der Angst hinaus gekommen und erlebe diese Situation als vollkommen unwirklich.

Dann empfiehlt mir eine Apothekerin eine hypoallergene Babynahrung. Inzwischen bin ich bereit, alles auszuprobieren, wenn ich nur meinen Hunger einigermaßen stillen kann. So kaufe ich eine Dose und falle fast in Ohnmacht, als ich den Preis erfahre: Stolze 54 Euro. Aber wenigstens ausprobieren möchte ich diesen Milchersatz. Er schmeckt schauerlich, doch ich trinke tapfer einen halben Becher. Weiter komme ich nicht – dann fliegt mir buchstäblich die Sicherung heraus … Ich bekomme einen fürchterlichen Anfall und brauche einen ganzen Tag, bis ich mich wieder besser fühle. Da habe ich wohl eine Niete gezogen. Während der nächsten Zeit bleibe ich bei Reisprodukten, Brokkoli und gedünstetem Fleisch. Allerdings hat mir die Ärztin zusätzlich noch ein Präparat verschrieben, das ich einnehmen muss, damit ich keine Mangelerscheinungen bekomme, denn noch viel einseitiger kann man sich wirklich nicht ernähren.

Die ersten Wochen nach Ausbruch der Krankheit

Nachdem ich mit der Vertretungsärztin vereinbart habe, dass ich eine Eliminationsdiät einhalten soll, gehe ich mit meiner Liste zum Einkaufen. In den Unterlagen, die ich bekommen habe, steht, dass man nur ein neues Lebensmittel nach dem anderen ausprobieren soll, damit man unterscheiden kann, worauf man wie reagiert, was ja auch einleuchtend ist. Noch bin ich sehr hoffnungsfroh und denke, dass ich im Laufe von ein paar Monaten wieder eine relativ ausgewogene Ernährung zu mir nehmen werde. Gut, dass ich nicht weiß, was mich in der Zukunft alles erwartet.

Als erstes versuche ich es mit Karotten. Die sind offiziell bei HIT erlaubt, und ich esse sie sowieso oft und gern. Doch leider scheint mein Körper das nicht zu wissen. Ich reagiere wieder einmal mit Darmkrämpfen und Herzrasen. Das können wir uns nicht erklären, aber Karotten muss ich anscheinend von meiner Liste streichen. Ich beschließe, neue „erlaubte" Nahrungsmittel auszuprobieren. Allerdings muss ich nach einem Anfall drei bis vier Tage warten, bis ich mich wieder erholt habe und wenigstens wieder ein bisschen bei Kräften bin.

Inzwischen habe ich ein Antihistaminikum bekommen und trage diese kleinen Tabletten immer in einem winzigen Brustbeutel bei mir. Sie können im Falle einer Reaktion zumindest die Intensität der Symptome dämpfen, so dass diese nach einem Anfall auch schneller wieder abklingen. Das gibt mir beim Nahrungsmitteltest ein kleines Gefühl der Sicherheit.

Als nächstes nehme ich mir nochmals ganz gezielt die Kartoffel vor, die ebenfalls in der Liste unter „erlaubt" steht. Der Versuch endet katastrophal. Die Beschwerden sind noch viel heftiger als nach dem Verzehr der Karotten, und ich habe das Gefühl, in Ohnmacht zu fallen. Trotz Einnahme des Antihistaminikums dauert es fast zwanzig Minuten, bis ich überhaupt wieder selbstständig aufstehen und umhergehen kann. Es gibt aber leider keine Anhaltspunkte für diese Reaktion, denn die Kartoffel gilt bei HIT „offiziell" als unkritisch (erst viel später lese ich, dass es bei dieser Krankheit bei manchen Patienten zu unerklärlichen Reaktionen kommt, die in kein Raster passen, weil noch zusätzliche Intoleranzen bei HIT auftreten können).

Ich bekomme danach auch noch Probleme beim Essen von Mais, worauf mein Arzt, der mich heute behandelt, feststellt, dass vermutlich eine Abbaustörung von Stärke bei mir vorliegt. Da HIT leider noch weitgehend unerforscht ist, müssen wir Betroffene anscheinend auch damit leben, dass manche Ärzte den Kopf schütteln, wenn man davon berichtet, und uns in einer Schublade mit der Aufschrift „Hypochonder", oder noch schlimmer mit der Aufschrift „Psycho" ablegen. Lassen Sie sich davon nicht entmutigen. Es gibt Gott sei Dank immer noch auch diejenigen, die um die Schwere und Komplexität dieser Krankheit wissen und die uns ernst nehmen. Es gilt sie leider nur erst zu finden.

Natürlich wirken meine Ernährungs-Fehlversuche nicht gerade ermutigend, und ich hasse diese Momente, in denen ich mich wieder solch einer Situation aussetzen muss. Doch dann kommt der „Glückstag", an dem ich zum ersten Mal Zucchini zubereite und bestens vertrage. Am liebsten würde ich diese Nachricht in die Zeitung setzen. Endlich ein kleiner Fortschritt.

Immer problematischer wird es mit Getreide. Vieles ist auf der „offiziellen" Liste als unverträglich gekennzeichnet und von den verbleibenden, angeblich verträglichen Sorten „funktioniert" bei mir einfach nichts, mit einer Ausnahme: Ich kann Reis in allen Variationen essen und fühle mich wohl. Egal, was ich sonst ausprobiere, ich reagiere mal mehr, mal weniger mit den üblichen Symptomen. Nun könnte ich mir sagen: „Dann esse ich eben mal für ein paar Monate Reis." Wie ich gelernt habe, besteht in solchen Fällen aber wiederum ein großes Risiko, dass der menschliche Körper irgendwann auf dieses Lebensmittel ebenfalls ablehnend reagiert, etwa mit einer Allergie. Normalerweise sollte bei einer gesunden Ernährung ein Nahrungsmittel frühestens nach vier Tagen wiederholt genossen werden. Auf diese Weise wird die Gefahr minimiert, dass der Körper auf ein Nahrungsmittel eine Allergie ausbilden kann (wenn man zum Beispiel am Montag Heidelbeeren isst, sollte diese Frucht erst wieder am Freitag genossen werden). Das weiß ich inzwischen und das macht mir große Sorgen, denn so hoch ist die Bandbreite meiner Ernährung leider nicht, dass ich einen viertägigen Rhythmus einhalten kann, sprich: mich vier Tage lang jeweils anders ernähren kann. Trotzdem lässt sich in den folgenden Monaten nichts daran ändern.

Ich lebe von Rind- und Kalbfleisch, Reisprodukten und Brokkoli. Wenn ich im Supermarkt einkaufe, habe ich manchmal das Gefühl, ich stehe unter einer Glasglocke. Um mich herum überlegen die Menschen, was sie zur nächsten Mahlzeit essen wollen, während ich bei den meisten Regalen leider feststelle: Da gibt es nichts für mich. Ich kaufe für meinen Mann ein und verlasse mit einigen Paketen Reis und Reiswaffeln für mich wieder den Laden. Die Situation ist so grotesk, dass ich sie nicht einmal als schlimm empfinde. Ich habe eher das Gefühl, in einem Alptraum zu stecken oder die Hauptrolle in einem Gruselfilm zu spielen. Alles ist im Überfluss vorhanden, aber für mich nicht (mehr) genießbar.

In diesen Wochen zerbricht sich mein Hausarzt den Kopf, welche Ursachen für meine Beschwerden sonst noch in Frage kommen können, und ich lasse einige weitere Untersuchungen vornehmen. Immer in der Hoffnung, dem Geheimnis mit vereinten Kräften doch noch auf die Spur zu kommen. Auch mein Zahnarzt untersucht nochmals den Kiefer und sämtliche Zähne darauf, ob irgendwo ein Entzündungsherd vorliegt, den wir bisher nicht erkannt haben; denn auch jede Entzündung kann die Freisetzung von Histamin im Körper auslösen. Aber es ist alles unauffällig. Einerseits bin ich natürlich froh darüber, aber in diesem Fall sehne ich mir eine Diagnose herbei. Die Ungewissheit ist fürchterlich und macht sämtliche Zukunftspläne unmöglich.

Im August haben wir wieder einen Urlaub an der Ostsee gebucht. Nachdem wir im Jahr davor dort ja so wundervolle Ferien verbrachten, haben wir uns schon während des eisigen langen Schwarzwälder Winters auf ein weiteres Mal im hohen Norden gefreut. Mit jedem Tag, der vergeht, wird mir aber leider immer klarer, dass wir diesen Urlaub nicht werden antreten können. Erstens würde ich die lange Fahrt gar nicht mehr durchhalten und zweitens könnte ich mich unterwegs und dort inzwischen nicht mehr vernünftig ernähren. Wie schon erwähnt, dürfen Nahrungsmittel für Menschen, die unter einer HIT leiden, nicht lange aufbewahrt werden, und der Patient darf auch nichts aus Dosen, Gläsern etc. essen, weil diese Art der Konservierung leider die Histaminbildung nicht verhindert, sondern bestenfalls etwas verzögert.

Schweren Herzens entschließen wir uns, beim Vermieter der Ferienwohnung die diesjährige Buchung zu stornieren. Da wir die Ferien wieder mit unserem Freund zusammen geplant haben, platzt auch für ihn der Urlaub. Noch bin ich voller Hoffnung und denke, dass wir es alternativ vielleicht schaffen, einen Urlaub am nahegelegenen Bodensee zu verbringen. Um mich abzulenken, verbringe ich in meiner Freizeit Stunden damit, Im Internet nach einem Feriendomizil zu suchen, nur um dieses Gefühl, das mich in dieser Zeit immer mehr beschleicht, für eine Weile loszuwerden. Ich habe bei meiner Suche auch noch Glück und finde tatsächlich ein tolles Quartier für uns am Bodensee.

Dass ich die Nerven hatte, stundenlang nach einer Wohnung zu suchen, obwohl ich mit diesen schweren Symptomen kämpfen musste, kann ich mir heute nur so erklären, dass es eine Flucht war, damit sich dieser Schock erst einmal setzen konnte. Ich tat in dieser Zeit, als sei alles normal. Wenn ich wieder vom PC aufstand, empfand ich immer dieses beängstigende lähmende Gefühl, das aus der totalen Ohnmacht dieser Situation gegenüber entstanden war.

Wenn sogar die Ärzte mit den Schultern zucken und sagen, dass sie einfach nicht weiter wissen, ist das zutiefst erschreckend, und so merke ich, dass sich ein unheimliches Gefühl in mir einnistet und mich wie eine bedrohliche Wolke verfolgt. Verdrängung ist für mich im Moment die einzige Möglichkeit, mit dieser Situation fertig zu werden. Allerdings macht das ständige Hungergefühl, unter dem ich leide, mir das Verdrängen gar nicht so leicht. Der Hunger ist allgegenwärtig und will gestillt werden. Nur womit?

Vorsichtig probiere ich es in der Folgezeit mit dem einen oder anderen neuen Nahrungsmittel. Da ich dringend eine Möglichkeit brauche, den Reis zu ersetzen bzw. zu ergänzen, versuche ich es mit Babyhirsebrei. Nach der Mahlzeit bekomme ich einen pelzigen

Mund und leichte Kopfschmerzen… Schade, ich hatte so darauf gehofft.

Je mehr ich über die Histamin-Intoleranz erfahre, desto komplizierter erscheint mir die Situation. Inzwischen weiß ich, dass viele Medikamente für uns Betroffene gefährlich werden können. Es gibt lange Listen mit Präparaten, die wir nicht einnehmen oder gespritzt bekommen dürfen. Leider gehören dazu Kontrastmittel, Narkotika, viele Antibiotika und Impfungen. Da kann man sich nur wünschen, nicht krank zu werden oder einen guten Schutzengel zu haben… Als mir das klar wird, denke ich wieder einmal: *„Ich fühle mich wie auf einem Hochseil ohne Netz und doppelten Boden."* An diese Situation muss ich mich erst einmal gewöhnen.

Endlich am richtigen Platz

Nun muss ich zeitlich noch einmal ein bisschen zurückgehen. In der Zwischenzeit werde ich von einem erfahrenen Internisten in einer Privatambulanz einer Klinik bei Stuttgart behandelt. Diesen Arzt habe ich gefunden, da meine Ärztin mir schon Jahre zuvor diese Klinik empfohlen hat und ich dem jetzt nachgegangen bin.

Ich informiere meinen Hausarzt darüber, und er versucht eine Einweisung für mich zu organisieren. Wegen Umbauarbeiten in der Klinik können aber leider Patienten, die nicht aus der unmittelbaren Umgebung stammen, momentan nicht stationär aufgenommen werden. Wir erfahren aber, dass drei Monate zuvor eine Privatambulanz im Haus eingerichtet worden ist, und ich werde gefragt, ob ich mich dort vorstellen will. Natürlich will ich! Der Anruf erfolgt morgens um 10 Uhr und mittags um 14 Uhr bekomme ich bereits einen Termin. Unterwegs überlege ich mir, dass das mein letzter Versuch sein soll. Ich bin körperlich und seelisch so erschöpft, dass ich mir nicht vorstellen kann, noch weiter zu suchen und weiter zu kämpfen. Zum Glück macht sich mein Mann mit mir gemeinsam auf den Weg. Alleine könnte ich es gar nicht mehr schaffen.

Schon bei unserer Ankunft fällt uns positiv auf, dass keinerlei Hektik herrscht und die diensthabende Schwester begrüßt uns wohltuend nett. Als ich dann den Arzt kennenlerne, bin ich angenehm überrascht, dass er mich von Anfang an ernst nimmt, mir konzentriert zuhört und mir in keiner Weise das Gefühl gibt, mir nicht zu glauben. Nach dem Gespräch vereinbaren wir Blut- und Urinuntersuchungen, Magen- und Darmspiegelung und ausführliche Gespräche.

Er erklärt mir, dass er die Spiegelungen meist ohne Narkose durchführt, weil das für die Patienten schonender und risikoloser ist. Damit bin ich sofort einverstanden, da ich meine oft heftigen Reaktionen auf Medikamente kenne, und Narkosemittel sind ja auch Medikamente. Dennoch ist mir nicht ganz wohl bei dem Gedanken, einen Schlauch zu schlucken oder eine Darmspiegelung hinter mich zu bringen. Doch ich befinde mich in einem derartigen Ausnahmezustand, dass auch die Aussicht auf die Spiegelungen keine Panik mehr bei mir hervorruft. Hinterher kann ich sagen, dass beide Untersuchungen wirklich nicht so schlimm waren, wie ich befürchtet hatte und dass ich froh bin, es ohne Betäubung geschafft zu haben. Allerdings kosten die Eingriffe mich viel Kraft. Beim Nachgespräch erfahre ich, dass sie unter anderem durchgeführt wurden, um abzuklären, ob sich irgendwo ein Tumor versteckt hält, der die Hormonbildung anregt, was ebenfalls zu meinen Symptomen führen könne. Mir wird ganz mulmig und ich bin riesig erleichtert, dass nichts in dieser Richtung gefunden worden ist.

Nach mehreren Laboruntersuchungen steht die Diagnose fest. Ich habe doch eine Histamin-Intoleranz. Sie ist allerdings im Blut nicht nachweisbar, sondern nur im Stuhl, was ungewöhnlich ist. Hatte ich in den ersten Wochen nach Ausbruch der Krankheit noch Angst vor genau dieser Diagnose, so bin ich jetzt nur noch froh, endlich von der jahrelangen Ungewissheit befreit zu sein. Von heute auf morgen kann sich an meinem Gesundheitszustand aber leider auch nichts ändern. Ich habe noch eine lange Therapiezeit vor mir.

Einen Teil der anstehenden, mehrtägigen Untersuchungen haben wir in unseren Urlaub gelegt. Dafür haben wir extra eine Ferienwohnung gesucht, die nicht allzu weit von der Klinik entfernt liegt.

Das erspart uns eine Menge Fahrerei. Wir haben großes Glück und wohnen bei unglaublich netten Vermietern. Dort versuchen wir wieder ein wenig zur Ruhe zu kommen und uns von den Aufregungen und Ängsten der letzten Monate zu erholen. Dankbar verbringen wir, trotz aller gesundheitlichen Schwierigkeiten, wohltuende Wochen im „Schwabenländle". Ich muss zu unserer Schande gestehen, dass wir uns in dieser Gegend kaum auskennen, obwohl unser Heimatort nur ca. 130 km entfernt liegt. Doch das holen wir jetzt nach und erfreuen uns an der schönen Landschaft.

Zu Fuß können wir in dieser Zeit allerdings nur wenig unternehmen. Unsere Wohnung liegt auf halber Höhe eines gemütlichen kugeligen Berges. Von dort hat man einen herrlichen Blick. Unsere Vermieter schwärmen davon, dass man vom „Gipfel" des Hausberges übers ganze Land schauen kann (Fußmarsch 10-15 Minuten; also eine Kleinigkeit). Für mich ist es allerdings unvorstellbar, jemals dorthin zu gelangen, weil es mich zu sehr anstrengen würde. Nach ungefähr 200 m auf der Ebene muss ich bereits eine Pause einlegen. Die minimale Nahrungsaufnahme und die Krankheit haben mich richtiggehend ausgezehrt. Da ich nur eine kleine Auswahl an Nahrungsmitteln vertrage, esse ich von diesen soviel ich nur kann. Trotzdem genügen die Mengen nicht, um richtig satt zu werden. Wenn ich morgens erwache, wundere ich mich, dass ich nicht plötzlich chinesisch spreche bei den Mengen an Reisprodukten, die ich vertilge ...

Trotz allem komme ich in diesen Urlaubswochen wenigstens wieder etwas zur Ruhe und kann mich mit dem Gedanken vertraut machen, mein Leben von Grund auf ändern zu müssen.

Ich hoffe, dass die Behandlung mir helfen wird, wieder genügend Nahrungsmittel zu vertragen, um mich ausgewogen und vernünftig ernähren zu können. Mein größter Wunsch ist allerdings, dass ich keine schweren Anfälle mehr bekomme. Wenn ich Pech habe, dauert so ein Anfall mehrere Stunden. Was würde ich dafür geben, solche Situationen in Zukunft zu vermeiden. Doch das ist zurzeit noch Zukunftsmusik.

Nach den Ferien beginnt die Therapie. Wöchentlich Infusionen und verschiedene Anwendungen sollen jetzt das Immunsystem stärken. Unter anderem hohe Dosen Vitamin C (Vitamin C ist beim Abbau von Histamin beteiligt). Da dieses aber sehr schnell wieder ausgeschieden wird, trinke ich zusätzlich täglich aufgelöstes Acerola-Pulver, ebenfalls in größerer Menge.

Trotz aller Schwäche merke ich nach ein paar Wochen Behandlung, dass ich mich ein winziges Stückchen besser fühle. Ich ermüde nicht mehr ganz so schnell und habe wieder mehr Hoffnung. Meinen ständigen Begleiter, den Hunger, werde ich allerdings nicht los. Ich habe aber keine Lust mehr, mich darüber zu ärgern oder aufzuregen. Momentan scheint ständiger Hunger zu meinem Leben zu gehören. Bei passender Gelegenheit werde ich ihn in die Wüste schicken. Ich bin sicher, dass dieser Tag kommen wird!

Da ich Brokkoli gut vertrage, denke ich, dass ich vielleicht mit Blumenkohl auch zurechtkommen könnte. Leider klappt auch das nicht. Beim ersten und zweiten Versuch bekomme ich Kopfschmerzen, beim dritten Mal rast mein Puls los. „Dann eben nicht", denke ich. „Ich mag Brokkoli eh lieber …". Es ist zum Verzweifeln. Mein Essensradius lässt sich nicht um einen Millimeter erweitern.

In der Klinik tröstet mich mein Arzt damit, dass ich durch die Therapie erst noch weiter aufbauen muss. Er meint, dass die Verträglichkeit der Nahrung im Laufe der Zeit besser wird. Daran klammere ich mich. Vor allem, wenn ich nachts oder gegen Morgen mit knurrendem Magen aufwache, übernächtigt in die Küche schleiche und mir einen Reisflockenbrei anrühre, damit ich wieder schlafen kann.

Wenn es die Zeit erlaubt, recherchiere ich so viel wie möglich, damit diese Krankheit keine unbekannte Größe für mich bleibt. Dabei versuche ich die Spreu vom Weizen zu trennen, indem ich bei Unsicherheiten meinen Arzt zu Rate ziehe und hoffe, dass ich mit meinen Erfahrungen all denjenigen, die ebenfalls mit einer Histamin-Intoleranz kämpfen, mit diesem Buch eine kleine Hilfe an die Hand geben kann.

Familiäre Bindungen und Freundschaften

Ich habe das große Glück, dass mein Mann mit mir jeden Weg geht, egal wie unbequem und steinig er ist. Wir hatten in den 34 Ehe- und 40 gemeinsamen Jahren schon viele „harte Nüsse zu knacken". Mal brauchte mein Mann mich, mal ich ihn. Längst sind wir ein eingespieltes Team und verstehen uns auch ohne Worte. Da wir in vielen Dingen ähnlich denken, können wir auch über die gleichen Situationen lachen. Das ist in solch schwierigen Zeiten ein unschätzbares Geschenk.

Für unsere Fahrten in die Klinik besorge ich uns regelmäßig Hörbücher. Entweder hören wir einen guten Krimi oder etwas Lustiges. Vor ein paar Monaten habe ich ein Hörbuch erwischt, das so witzig ist, dass wir vor lauter Zuhören an der Autobahnausfahrt vorbeirauschen… In solchen Extremsituationen ist es eine große Erleichterung, hin und wieder entspannt lachen zu können. Aber dazu brauchen wir Familienmitglieder oder Freunde, die mitmachen.

Auch für gute Freundschaften bin ich sehr dankbar. Da die Krankheit zeitweise sehr anstrengend ist, brauche ich hin und wieder eine Hilfestellung. Zum Beispiel hat sich mein Kälteasthma in den letzten Jahren enorm verschlimmert, so dass ich an manchen Tagen, wenn die Temperaturen zu eisig sind, nur kurz aus dem Haus gehen kann. Dann bin ich froh, wenn mir jemand aus dem Freundeskreis ein paar Erledigungen abnimmt, falls mein Mann nicht abkömmlich ist. Immer wieder einmal höre ich den Satz, dass es heutzutage keine wahren Freundschaften mehr gibt. Dem kann ich absolut nicht zustimmen. Es gibt viele Menschen, die gern bereit sind, einem einen Gefallen zu tun; vorausgesetzt man überfordert den einzelnen nicht oder nutzt ihn gar aus. Doch lieber wäre es mir natürlich, ich wäre ganz geheilt und wieder in der Lage, alles selbst zu erledigen. Ich warte immer noch auf die Fee mit dem goldenen Zauberstab (von mir aus könnte er auch rosarot sein…), aber ich fürchte, die lebt im „Märchenland".

Hoffnung von Tag zu Tag

Ab jetzt bin ich regelmäßig in der Klink zur ambulanten Behandlung. Allein die Tatsache, dass endlich eine Behandlung erfolgt, gibt mir wieder Mut und Zuversicht. Trotzdem dauert es Monate, bis ich spüre, dass sich ein bisschen etwas in die richtige Richtung bewegt. Doch mein Arzt tröstet mich damit, dass es schon ein Erfolg ist, wenn wir es schaffen, die Abwärtsspirale aufzuhalten.

Allerdings warte ich immer noch sehnsüchtig darauf, dass ich mit der Ernährung weiterkomme. Im Februar tritt etwas ein, was schon fast vorhersehbar war. Durch die einseitige Ernährung vertrage ich plötzlich keine Reiswaffeln mehr. Ich bin entsetzt. Was soll ich jetzt essen? Nachts bete ich inständig um eine Lösung. Für mich als Christ sind Gebete etwas, das zu meinem täglichen Leben dazugehört. Doch in dieser Nacht flehe ich stundenlang um Hilfe. Es kann doch nicht sein, dass ich in einem Land, in dem alles wie im Schlaraffenland im Überfluss zu haben ist, verhungern bzw. künstlich ernährt werden muss.

Am nächsten Tag wage ich nochmals den Versuch mit einem Baby-Hirsebrei und … es klappt! Ich weiß nicht, ob ich weinen oder lachen soll vor Freude. Doch nun muss ich es erst einmal schaffen, den Reis wieder zu integrieren. Sonst habe ich in ein paar Monaten wieder das Problem mit der Hirse. Drei Wochen lang esse ich statt Reis nur Hirseprodukte. Dann setze ich den Reis wieder vorsichtig ein und es funktioniert tatsächlich. Nun kann ich wenigstens zweitägig abwechseln. Der erste winzige Schritt in Richtung einer Rotationsdiät ist geschafft.

Das nächste Problem, das jetzt auftaucht, ist die Tatsache, dass es kaum Hirseprodukte für „zwischendurch" gibt. Also keine Kekse, Knäckebrote etc. Dabei habe ich zwischen den Hauptmahlzeiten doch ständig Hunger. Zumindest habe ich noch bei einem Hersteller Hirsegrieß entdeckt. Und ein sämiger Hirsegrießbrei sättigt sogar mich für eine Weile. Hirsebällchen, die ich im Reformhaus entdecke, schmecken zwar nicht schlecht, sättigen aber überhaupt nicht. Ich kann spielend eine ganze Tüte davon verspeisen. So komme ich auf die Idee, mir etwas zu backen.

Brot kann ich überhaupt nicht essen, weil ich wegen der HIT keine Hefe zu mir nehmen soll. Und Brot selbst zu backen ist nicht einfach, wenn ich kein Backpulver und keine Hefe verwenden kann. Als Alternative käme Weinsteinbackpulver in Frage, aber ich getraue mich noch nicht, dieses zu verwenden, da meine Reaktionen auf (die falschen) Lebensmittel immer gleich so extrem sind. Also muss ich eine Art Kekse erfinden, die nicht zu hart wird, und fange an zu experimentieren. Ich backe gleich mit Reis- und Hirsemehl, damit etwas Abwechslung in den Speiseplan kommt. Die Reiskekse schmecken super, sind aber bretthart. Ein Glück, dass ich so feste Zähne habe. Sonst hätte ich die Kekse meiner Schwester als Futter für ihre Hühner mitgeben müssen. Es klingt beim Kauen, als hätten wir ein Pferd im Esszimmer sitzen… Doch das ist mir „piepegal". Ich habe etwas „Neues" zum Essen.

Die Hirsekekse werden etwas weicher; dafür sind sie sehr trocken. Das stelle ich bei meinem ganzen Gebäck später fest. Man braucht dazu etwas zu trinken. Doch das ist das kleinere Übel. Ich habe jetzt wenigstens tagsüber etwas zum Knabbern. Allerdings braucht das Backen unglaublich viel Zeit, und manchmal bin ich abends „platt wie eine Flunder" vor Erschöpfung. Stellen Sie sich einmal vor, sie müssten jede Woche Weihnachtsgebäck herstellen. Mit der Zeit würde das Ihren ganzen Zeitplan enger machen. So geht es auch mir. Doch ich habe keine andere Wahl. Selbst mit den Keksen weicht der Hunger nicht von meiner Seite, und die Vorstellung, wieder einmal einen ganzen Tag lang satt zu sein, setze ich mir als langfristiges Ziel.

Da die Kekse, wie gesagt, sehr trocken sind und außer Mehl, etwas Salz, Fett und Wasser keine weiteren Zutaten beinhalten, kann ich sie wenigstens für ein paar Stunden aufbewahren, ohne dass sich zu viel Histamin bildet. Das ist sehr wichtig. Denn unterwegs weiß ich nie, was ich essen soll. So kann ich am „Reistag" jetzt Reiswaffeln, Reiskekse und Baby-Reisflockenbrei unterwegs essen.

Für den Brei nehme ich außer den Reisflocken immer eine kleine Kunststoffschüssel mit Löffel und eine Thermoskanne mit heißem Wasser mit. So habe ich bei Bedarf schnell etwas zum Essen zubereitet. Dass es sich hier um keine kulinarischen Köstlichkeiten handelt, ist mir klar, aber in diesem Fall darf das keine Rolle spielen. Die Hauptsache ist, dass wieder mehr Nährstoffe in den Körper gelangen. Und schlecht schmeckt diese Nahrung bestimmt nicht. Wichtig ist, dass man nicht schon mit einer Abwehrhaltung daran geht, sondern sich klar macht, dass in extremen Fällen einer HIT jedes Nahrungsmittel, das man verträgt, ein Geschenk ist.

Langsam wird es Zeit für mich, wieder mehr Gemüse auf den Teller zu bekommen, und so versuche ich vorsichtig ein bisschen Zucchini. Zuerst probiere ich nur ein paar Bissen, um zu sehen, wie mein Körper damit zurechtkommt. Da ich bei einer Unverträglichkeit mit einer heftigen Sofortreaktion rechnen kann, weiß ich sehr schnell, was mir nicht bekommen ist. Die schnelle Reaktion ist aber bei einer HIT absolut ungewöhnlich. Die meisten Patienten bekommen erst Stunden später Beschwerden. Da ist es dann oft schwierig herauszufinden, auf was man reagiert hat. Deshalb empfiehlt es sich, immer nur ein neues Nahrungsmittel auszuprobieren. Für den Fall, dass mir etwas nicht bekommt, hat mir mein Arzt ein Antihistaminikum verschrieben, das ich dann einnehmen kann. Das mildert zumindest die schlimmsten Symptome. Anscheinend sprechen auch hier die Patienten auf verschiedene Antihistaminika verschieden gut an. Mir hilft Cetirizin sehr gut, aber das kann man leider nicht auf jeden Betroffenen übertragen. Doch es gibt so viele verschiedene Präparate, dass bestimmt auch jeder das passende finden kann.

Auf alle Fälle ist es wichtig, dass man solch ein Medikament zu Hause hat. Ich trage für den Notfall inzwischen eine SOS-Kapsel mit den wichtigsten Daten und ein Mini-Beutelchen mit 2 Tabletten um den Hals oder am Arm. Das verschafft mir eine gewisse Beruhigung, und so kann ich auch etwas unbesorgter neue Nahrungsmittel ausprobieren.

Doch nun will ich weiter von meinen mehr oder weniger gelungenen Versuchen berichten, meinen Speiseplan zu erweitern.

Nachdem es mit der Zucchini prima geklappt hat, kommt als nächstes die Landgurke auf den Teller und ich habe wieder Erfolg. Hach, wie bin ich glücklich! Ich mag den Geschmack von Gurken sehr gern (sie erinnern mich immer an meine Kinderzeit im Sommer. Weshalb, weiß ich gar nicht genau. Anscheinend haben wir sie in dieser Jahreszeit öfter gegessen). Ich dämpfe die Gurken gemeinsam mit dem Fleisch und erhalte so noch eine aromatische Brühe. Jetzt habe ich drei Gemüsesorten. Das ist ein weiterer Schritt vorwärts.

Zwei Schritte vor und einen zurück

Nun wird es Zeit, dass mein Speiseplan um ein Getreide bzw. einen Ersatz dafür erweitert wird. Weil es mit allen gängigen Getreidesorten (Weizen, Gerste, Hafer) bei mir nicht funktioniert, wende ich mich den etwas exotischeren Sorten zu. Da entdecke ich Quinoa, welches auch Inkareis oder Perureis genannt wird. Laut Wikipedia gehört es zur Familie der „Fuchsschwanzgewächse" und ist ein glutenfreies Pseudogetreide. Trotzdem lässt es sich wunderbar mahlen und verarbeiten.

Quinoa sieht ähnlich aus wie Goldhirse; allerdings sind die einzelnen Körner um einiges kleiner und schmecken lieblicher als Hirse. Ich vertrage sie wunderbar und finde auch noch ein passendes „Quinoa-Brot", das ähnlich wie Knäckebrot verarbeitet und vor allem hefefrei hergestellt wird. Es schmeckt hervorragend und ich bin glücklich. Nun kann ich auch bei Getreide dreitägig abwechseln.

Meine Freude währt allerdings nicht sehr lange. Ich habe nach den Mahlzeiten zwar keinerlei Probleme, aber insgesamt merke ich, dass mein Darm wieder mehr Schwierigkeiten macht. Ich habe öfter Bauchkrämpfe und fühle mich wie aufgeblasen. Durch Zufall entdecke ich im Internet einen Artikel über Quinoa, in dem steht, dass es für Kinder unter 2 Jahren und für Erwachsene, deren Darmflora gestört ist, nicht zu empfehlen ist. Die enthaltenen Saponine (das sind seifenähnliche Stoffe, die beim Waschen stark schäumen) sind schädlich und können die Darmwand angreifen und durchlässig machen. Bei einer HIT ist die Darmwand meist sowieso schon zu durchlässig, wodurch zu viele Stoffe zu schnell ins Blut abgegeben werden, unter anderem Histamin.

So langsam stoße ich an meine Grenzen und bin gleichzeitig wütend und enttäuscht. Doch leider nützt mir das auch nicht viel. Dieses Mal ist es meine Schwester, die mich tröstet. Sie zeigt mir die ersten kleinen Fortschritte auf, die ich in den letzten Monaten, seit Beginn der Behandlung, gemacht habe. Ich ermüde nicht mehr so schnell, habe längst nicht mehr so häufig Anfälle und kann größere Strecken gehen. Als ich mir das vergegenwärtige, fasse ich neuen Mut und beschließe, weitere Versuche zu unternehmen.

Als weiteres Getreide nehme ich mir nun den Roggen vor und freue mich, als ich feststelle, dass vonseiten der Histamin-Intoleranz keine Probleme auftreten. Am besten vertrage ich Roggenknäckebrot (ohne Hefe), das – kombiniert mit meiner Margarine aus dem Reformhaus (Sie enthält weder Salz, Zitronensäure, Emulgatoren noch Aromen) – lecker schmeckt. Die anderen erhältlichen Produkte wie Roggennudeln oder Roggenflocken liegen mir allerdings ziemlich schwer im Magen. Trotzdem mache ich weiter – einfach weil es mir so wichtig ist, endlich mehr Abwechslung in den Speiseplan zu bringen. Allerdings ist mein „Roggentag" immer der Tag, an dem ich am meisten Hunger „schiebe". Da das Getreide so schwer verdaulich ist, esse ich nur die nötigsten Mengen davon und esse mich hauptsächlich an Gemüse und Fleisch satt. Das hält aber leider nicht den ganzen Tag vor. Doch trotzdem bin ich froh, dass ich wieder einen kleinen Fortschritt verzeichnen kann.

Der 28. Juli ist ein großer Tag für mich. Ich esse nach zwei Jahren zum ersten Mal wieder „richtiges" Brot. Bei einem Internet-Versand für Allergiker habe ich entdeckt, dass die Inhaberin einen Bäcker an der Hand hat, der aus der jeweiligen Getreidesorte eine probiotische Lösung herstellt und mit dieser beim Brotbacken die Hefe ersetzt. Das sei für Allergiker besser verträglich. Außerdem ist die Betreiberin, Frau Breitenfellner, eine gute Ernährungsberaterin. Das Brot gibt es inzwischen nur noch beim dem Bäcker selbst (Bäckerei Bulla in 85614 Kirchseeon). Also habe ich mir ein Roggenbrot bestellt und esse die erste Scheibe mit einem Genuss, den ich mit Worten gar nicht beschreiben kann. Ein bisschen von meiner Margarine darauf und dann genieße ich! Da ich das Brot sehr gut vertrage, erkundige ich mich: Es gibt bei dem Bäcker auch viele andere Brotsorten.

Doch nicht nur die Ernährung ist nach wie vor ein Problem. Ein Freund von uns hat sich ein Sportgerät, einen sogenannten „Nordic-Walking Crosstrainer" gekauft, den ich unbedingt ausprobieren möchte. Nach kurzer Zeit bekomme ich einen derartigen Schwindel, dass ich Hilfe beim Absteigen von dem Gerät brauche. Trotz Antihistaminikum dauert es Stunden, bis ich mich wieder einigermaßen gut fühle. „Was war denn das?", denke ich, als es mir wieder besser geht. Bei einem Gespräch mit meinem Arzt erfahre ich, dass es wohl einen Zusammenhang zwischen Histamin und Seekrankheit gibt. In diesem Fall wird durch die „Schaukelbewegung" des Schiffes Stress im Körper erzeugt, worauf dieser mit der Ausschüttung von Histamin reagiert. So reagieren die Seekranken, genau wie wir Patienten mit Histamin-Intoleranz, mit Schwindelgefühlen und Übelkeit. Von meinem Arzt erfahre ich außerdem, dass Patienten mit Seekrankheit ebenfalls auf hohe Gaben Vitamin C gut ansprechen. Das unterstreicht die These, dass auch die HIT durch hohe Dosen an Vitamin C gelindert werden kann.

Meine Behandlung in der Klinik läuft derweil wöchentlich weiter, ist aber gut mit meiner Arbeit vereinbar, weil ich meistens erst freitagnachmittags anrücken muss. Direkt danach geht es mir immer für ein bis drei Tage recht gut. Wie bin ich froh zu sehen, dass ich millimeterweise vorwärts komme bzw. „schleiche". Die Anfälle kommen auch nicht mehr ganz so häufig vor wie früher, allerdings noch oft genug. Vor allem besteht weiterhin das Problem, dass es Fälle gibt, in denen ich nicht nachvollziehen kann, was einen Anfall ausgelöst hat. Auch sind sie nach wie vor heftig und kosten mich Kraft und Nerven. Ich habe mir fest vorgenommen, mich davon nicht entmutigen zu lassen und weiter zu kämpfen. Erstens möchte ich meine Familie und meine Freunde nicht mehr belasten als unbedingt nötig und zweitens habe ich festgestellt, dass es mir insgesamt besser geht, wenn ich das Vertrauen auf Besserung bzw. Heilung nicht verliere. Wichtig ist dabei allerdings, dass ich mich streng an gewisse Regeln halte. Das bedeutet, dass ich weiterhin sehr aufpassen muss, was ich esse und trinke, dass ich, wo es möglich ist, extremen Stress vermeide und genügend schlafe. Das klingt recht einfach, ist aber nicht immer leicht in die Tat umzusetzen. Gelingt es mir einmal nicht, muss ich dafür meist mit einem weiteren Anfall bezahlen.

Irgendwann habe ich dann den Mut, es auch noch einmal mit Dinkel zu probieren, was hervorragend klappt. Es ist nicht zu fassen, zumal ich zu Beginn der Behandlung Dinkel überhaupt nicht vertragen habe. Ich könnte die Welt umarmen, denn Dinkel schmeckt wunderbar und ist leicht zu verarbeiten. Kekse backen ohne Hefe ist kein Problem. Doch schon bald merke ich, dass das Backen gar nicht nötig ist, weil es genügend Dinkelprodukte gibt, die auch für mich verträglich sind. Ich habe zwei Sorten Kekse gefunden: „Dinkel-Knabberli" und „Dinkel-Zoo" (auch hier genügt es, wenn Sie die Namen der Kekse im Internet eingeben. Sie finden dann eine große Anzahl an Lieferanten dafür). Beide sind ohne Hefe hergestellt und ideal für die kleine Mahlzeit zwischendurch. Außerdem gibt es auch Dinkelnudeln in verschiedenen Variationen, sowie Dinkel-Cracker und -Matzen.

Nachdem ich mit dem Dinkel so gut klarkomme, „werfe" ich die meisten Roggenprodukte wieder aus der Ernährungsliste heraus. Sie liegen mir einfach zu schwer im Magen, und das ist auf die Dauer bestimmt nicht gesund. Nur das Roggenknäckebrot behalte ich bei, weil ich es nach wie vor gut vertrage.

Ich habe jetzt zwar eine größere Auswahl an Nahrungsmitteln zur Verfügung, versuche es aber dennoch weiter, diesmal mit Kamut. Kamut ist, wie der Dinkel, eine Urform des Weizens und wird von manchen HIT-Patienten vertragen, obwohl sie den klassischen Weizen nicht essen können. Auch hier habe ich Glück. Dieses Experiment glückt auch. Jetzt bin ich erleichtert wie lange nicht mehr, weil ich endlich eine richtige viertägige Rotations-Ernährung durchführen kann. Das habe ich geschafft. Doch ohne meinen geduldigen behandelnden Arzt wäre das nie möglich gewesen. Ich bin dankbar und erleichtert, was wiederum auch zur Stabilisierung meines Immunsystems beiträgt.

Bei einer routinemäßigen Blutuntersuchung zeigt sich, dass ich einen extremen Vitamin-D-Mangel habe, der dringend behandelt werden muss. Da reichen Spaziergänge im Sonnenschein nicht mehr aus. Nun ist guter Rat teuer. Ich entscheide mich gemeinsam mit meinem Arzt für ein Medikament, das auch für Säuglinge zugelassen ist. Da es in Tropfenform angeboten wird, kann man die Einnahme besser dosieren. Voller Tatendrang und optimistisch träufle ich 2 Tropfen in ein Wasserglas und trinke ein wenig davon. Der Anfall, der darauf folgt, ist gigantisch und dauert Stunden. Selbst das Antihistaminikum hilft nur leidlich. Jetzt bin ich natürlich verunsichert und habe keine Ahnung, wie es weitergehen soll. Zuerst brauche ich sowieso eine Pause, um mich von dem Schreck zu erholen und wieder Mut für einen neuen Versuch zu sammeln.

Dann passiert etwas Unvorhergesehenes. Mein Mann fragt mich einige Wochen später, ob ich noch die Chargennummer des Medikaments habe. Da das Medikament noch im Haus ist, habe ich auch die Nummer. Es stellt sich heraus, dass die Firma genau diese Chargennummer zurückgerufen hat, weil anscheinend die Pipetten dieser ausgelieferten Charge verunreinigt waren. Ich habe natürlich ausgerechnet so eine Flasche erwischt. Soll ich mich jetzt ärgern oder freuen? Zuerst bin ich wirklich wütend; dann aber kommt mir die Erkenntnis, dass vielleicht gar nicht das Vitamin D für mich das Problem gewesen ist, sondern die Pipette. Also lasse ich zwar trotzdem die Finger von dem Präparat, suche aber von Neuem nach einem geeigneten Ersatz. Von über 50 Präparaten, die ich miteinander vergleiche, kommt ausgerechnet ein ganz einfaches aus einem Supermarkt in Frage. In diesem sind die wenigsten Zusatzstoffe enthalten. Nachdem ich das OK meines Arztes habe, wage ich einen weiteren Versuch und es klappt! Wie bin ich erleichtert, dass endlich eine Behandlung des Vitamin-D-Mangels möglich ist. Dieses Medikament nehme ich jetzt schon fast drei Jahre lang und mein Vitamin-D-Spiegel im Blut ist deutlich angestiegen, aber leider noch nicht genug. So gehe ich regelmäßig an die frische Luft, um ihn weiter zu steigern. Denn wir nehmen mit der Nahrung oder mit Medikamenten nur eine Vorstufe des Vitamins zu uns, die unser Körper erst durch Sonneneinstrahlung in Vitamin D umwandeln kann.

In diesem Fall hat es prima geklappt, in einem anderen Fall weniger. Mir fehlt auch Serotonin in größerem Maße. Doch da besteht keine Chance, es mir ohne zu erwartende fürchterliche Nebenwirkungen zuzuführen. Heute weiß ich, dass Serotonin genau wie Histamin ein biogenes Amin ist. Und biogene Amine stellen für viele an HIT Erkrankte ein Problem dar. Sogar in homöopathischer Dosis ist nichts zu machen. Doch auch hier habe ich großes Glück – ein Glück, das ich als Geschenk des Himmels ansehe. Da Serotonin für das menschliche Wohlbefinden eine große Rolle spielt, geht mit einem Serotoninmangel meistens eine Depression einher. Ich habe bis heute keine Depressionen. Dafür werde ich dankbar sein, solange ich lebe. Eine „alte" Freundin von mir hat seit über 25 Jahren schwere Depressionen und deshalb weiß ich, wie schwer so ein Leben ist. Wenn mir meine Krankheit manchmal zu schaffen macht und ich frustriert oder traurig bin, denke ich an meine Freundin und stelle jedes Mal fest, dass ich trotz aller Widrigkeiten keine Stunde mit ihr tauschen möchte. Wenn die Seele schlapp macht, dann ist einfach alles grau in grau. In Zeiten, in denen ich keine Anfälle habe (und das sind manchmal sogar ein paar Wochen am Stück), kann ich das Leben doch genießen und mich an vielem freuen. Das bedeutet natürlich nicht, dass ich diese Krankheit wegstecke wie einen Schnupfen. Wenn sich die Probleme häufen, durchlebe auch ich Phasen, in denen ich „durchhänge", mir selbst leidtue und Trost von allen Seiten brauche. Es würde mir auch kein Mensch abnehmen, wenn ich etwas anderes behaupten würde. Trotzdem hoffe ich immer noch auf weitere Erfolgserlebnisse oder irgendwann sogar eine Heilung.

Es gibt noch andere, die leiden

Eines Tages erzählt mir eine Verkäuferin in unserem Reformhaus, sie könne sich dunkel daran erinnern, dass eine Frau ebenfalls an einer schweren Nahrungsmittelunverträglichkeit litt, die sie fast das Leben kostete und dass sie ein Buch darüber geschrieben habe.

Noch am gleichen Tag bestelle ich dieses Buch und lese es in einem Zug durch. Obwohl die Autorin und ich an verschiedenen Nahrungsmittelunverträglichkeiten leiden, gleichen sich unsere Erfahrungen – vor allem was unsere Kindheit und Jugend betrifft – zum Teil auf erstaunliche Weise. Diese Erkenntnis veranlasst mich, jetzt erst recht meine Erfahrungen ebenfalls aufzuschreiben und hoffentlich Gehör bei jenen zu finden, die für die Ingangsetzung und Finanzierung medizinischer Forschungsprojekte verantwortlich sind.

Mir fällt auf, dass Nahrungsmittelunverträglichkeiten in den letzten Jahren in einem erschreckenden Maße zunehmen. Ich habe nur das Pech, dass ich mir eine der kompliziertesten ausgesucht habe. Nicht jeder, der mit dieser Krankheit kämpft, hat wie ich das Glück, dass er fast ausschließlich am Schreibtisch arbeiten kann. Wenn ich einen Job hätte, bei dem ich körperlich schwerer arbeiten müsste, wäre ich schon längst arbeitsunfähig. Allein das müsste schon Grund genug sein, diese Krankheiten verstärkt zu erforschen. Denn die Zunahme von Unverträglichkeiten bedeutet mit den Jahren auch einen Anstieg krankheitsbedingter Arbeitsausfälle.

Nach einschlägiger Information leidet in Deutschland bereits ca. 1 % der Bevölkerung unter einer mehr oder minder stark ausgeprägten Histamin-Intoleranz. Wie hoch die Dunkelziffer ist, weiß niemand. Die Krankheit wird oft ja noch gar nicht erkannt.

Doch noch einmal zurück zu dem erwähnten Buch, das den Titel trägt: *Meine mageren Jahre sind vorbei* (Nymphenburger Verlag,

München 2008). Die Autorin Monika Hohlmeier hat mit viel Energie und ebenfalls naturheilkundlichen Methoden den Weg aus ihrer Krankheit gefunden. Sie wurde zwar bis heute nicht geheilt, konnte aber ihr normales Berufs- und Familienleben wieder aufnehmen. Viele Lebensmittel, die ihr Schwierigkeiten machten, verträgt sie wieder, muss allerdings auch weiterhin solche Lebensmittel konsequent meiden, die bei ihrer Eiweißunverträglichkeit gefährlich werden können. Alles in allem klingt diese Beschreibung aber doch recht ermutigend.

Ein Bericht hat mich besonders berührt, weil ich genau das Gleiche erlebt habe. Sie schreibt, dass sie einen Spaziergang am Strand machte und plötzlich keine Kraft mehr hatte, im weichen Sand weiterzulaufen. Als wir 2008 unseren wunderschönen Urlaub an der Ostsee verbrachten, saß auch ich im Sand und wünschte mir die Kraft der Telekinese, um mich wieder zu unserem Strandkorb zu „beamen". Es war furchtbar. Ich hatte einfach keine Kraft mehr. Stück für Stück arbeitete ich mich dann wieder durch den Sand zurück. Nach drei Wochen Ferien ging es dann tatsächlich ein kleines bisschen besser. Doch an größere Spaziergänge war auch dann noch nicht zu denken.

Diese Frau schreibt mir auch aus dem Herzen, wenn sie sich dafür einsetzt, dass alternative Heilmethoden besser anerkannt werden müssten. Da meistens kein wissenschaftlicher Nachweis für solche Verfahren existiert, finden sie oft nur wenig Beachtung oder werden verächtlich als Placebo-Methoden abgelehnt. Was ist aber mit den vielen Patienten, die von Heilung oder Besserung ihrer Krankheiten berichten? So viele Hypochonder oder Verrückte kann es doch gar nicht geben.

Bei der Behandlung einer Histamin-Intoleranz besteht eine der großen Schwierigkeiten darin, dass extrem viele Medikamente als problematisch gelten oder sogar eine große Gefahr für den Patienten darstellen können. Zum Beispiel kenne ich bis heute keine Lutschtabletten, die ich bei Halsschmerzen nehmen könnte. Nasen- und Augentropfen vertrage ich schon seit langem nicht mehr, und so könnte ich noch eine lange Liste erstellen. Was spricht in so einem Fall dagegen, dass wir Patienten wenigstens mit homöopathischen Präparaten, Akupunktur etc. behandelt werden? Der Rückgriff auf natürliche Behandlungsmethoden und Medikamente bedeutet ja nicht, dass starke „schulmedizinische" Medikamente wie Antibiotika oder Krebsmedikamente generell schlecht sind. Alles hat seine Berechtigung zu seiner Zeit und je nach Fall. Aber immer nur dann, wenn der Patient die gewählten Präparate vertragen kann.

Einmal musste ich dringend ein Antibiotikum einnehmen, weil nichts anderes mehr in Frage kam, und mein Arzt hat mir eines verordnet, das meistens bei Histamin-Intoleranz vertragen wird. Danach ging es mir lange Zeit wieder sehr schlecht und wir mussten erneut den Körper aufbauen. Das ist kein Spaß, und ich gehe das Risiko nur dann ein, wenn es zwingend notwendig ist. Es ist dann aber besonders unangenehm, wenn man in einer solchen Situation als Patient in die Schublade „überempfindlich" gesteckt wird. Ich wünsche keinem Menschen auf der Welt solche Anfälle, wie ich sie immer wieder erleben muss. Und schon gar nicht darf der Grund für so einen Anfall sein, dass man sich zu etwas überreden ließ, wovon man eigentlich schon vorher wusste, dass es nicht funktionieren würde. Ich wünsche mir sehr, dass die vielen alternativen Heilmethoden vorurteilsfrei untersucht werden und ihnen eine Daseinsberechtigung auf dem großen Markt der Medikamente eingeräumt wird. Traurig ist in diesem Zusammenhang vor allem das immer wieder genannte, aber nicht begründete Argument, dass kein Geld vorhanden sei für solche Forschungen.

Vor einem Jahr macht mich ein Freund von uns darauf aufmerksam, dass eine Forschungsgruppe der Universitäten Göttingen und Freiburg Studien zu chronischen Krankheiten betreibt. Dafür werden Patienten, Ärzte und Therapeuten mit ins Boot genommen. Die Berichte werden dann ins Internet gestellt und können von anderen Betroffenen abgerufen werden, was für viele eine enorme Hilfe darstellen kann. Ich bin Feuer und Flamme, als ich das lese, und nehme die Ausdrucke gleich mit in die Klinik zu meinem Arzt. Wir beschließen, dass ich mich dort melde und die Histamin-Intoleranz zur Erforschung vorschlage. Daraufhin bekomme ich zwar eine sehr nette Antwort, die mich aber trotzdem sehr niederschmettert, auch wenn ich weiß, dass die forschenden Ärzte und Therapeuten nicht an dieser Misere schuld sind. Die Antwort lautete sinngemäß: „In welchem Zeitraum sich unsere Internetseite weiterentwickeln wird und welche weitere Themengebiete finanziert werden, können wir leider derzeit noch nicht genau absehen. Wir bleiben aber dran und werden uns, wenn wir irgendwie das Geld für ein weiteres Modul aufgetrieben haben, sehr gern bei Ihnen melden!" Ich persönlich fürchte allerdings, dass unser sechsjähriges Patenkind schon Enkel haben wird, bis es soweit sein wird …

So ein Projekt könnte ja vielleicht sogar mir noch ein bisschen weiterhelfen, obwohl ich die 60 schon überschritten habe. Andere Forschungen dauern wahrscheinlich viel zu lange, als dass ich davon noch wirklich etwas habe. Aber darum geht es nicht allein. Es geht auch um die Kinder und Jugendlichen, die sich mit so einer Krankheit herumschlagen müssen und die noch das ganze Leben vor sich haben. Vielleicht liegt für sie hier eine Chance, wenn Sponsoren sich bereiterklären würden, für die Erforschung der Histamin-Intoleranz Beiträge bereitzustellen.

Da mit der Histamin-Intoleranz meistens auch noch andere Intoleranzen und Allergien einhergehen, wäre es umso wichtiger, diese mit zu untersuchen. Ich habe beispielsweise noch ein Abbauproblem von stärkehaltigen Nahrungsmitteln, eine Sorbit-Unverträglichkeit und eben die außergewöhnlich extreme Medikamentenunverträglichkeit. Dazu kommen diverse Allergien und ein Kälteasthma, was im Schwarzwald besonders unerfreulich ist. Andere Patienten leiden zusätzlich noch unter einer Gluten-, Fructose- und Eiweißunverträglichkeit usw. Die Liste, welche die Einzelnen mit sich herumtragen, ist teilweise lang. Ich nehme an, dass all diese Patienten glücklich wären, wenn sie sehen könnten, dass sich auf diesem Gebiet generell endlich etwas tut.

Ein HIT-Betroffener wird aktiv

Während meiner Recherchen entdecke ich im Internet einen weiteren Versandhandel, der Lebensmittel für Patienten mit Nahrungsmittel-Intoleranzen vertreibt. Neugierig klicke ich die Internetadresse an und staune. Ein junger Mann, der selbst an einer Histamin-Intoleranz leidet, hat diesen Versandhandel eröffnet.

Nach einigem Überlegen greife ich zum Hörer, wähle die angegebene Nummer und lerne Tobias Höhne kennen. Als ich ihm erzähle, dass ich an einem Buch über Histamin-Intoleranz arbeite, ist er sehr interessiert und bietet mir sofort seine Hilfe an. Ich möchte gern zwei oder drei Personen, die an einer HIT leiden, zu dieser Krankheit interviewen. Sofort erklärt er sich bereit, mir behilflich zu sein. Das freut mich sehr. Interessant und weniger erfreulich finde ich, dass einige HIT-Patienten, die er um Mithilfe bittet, überhaupt nicht reagieren. Es müsste ja eigentlich im Interesse aller Betroffenen sein, dass die Krankheit bekannt gemacht wird. Doch ich habe später trotzdem drei Kandidaten gefunden, die mir einige Fragen beantwortet haben. Natürlich sind drei Personen nicht repräsentativ. Die Fragen geben lediglich einen kleinen Einblick in unsere Situation. Für ernst zu nehmende Forschungen müssten sicher hunderte von Personen befragt werden.

Mit dem Versandhandel von Herrn Höhne habe ich nun eine weitere Adresse, unter der ich für mich verträgliche Nahrungsmittel finden kann. Er ist erreichbar unter der Adresse *http://www.unverträglichkeitsladen.de,* und hier besteht ebenfalls, wie bei Frau Breitenfellner, die Möglichkeit, sich kompetent beraten zu lassen. Ein Betroffener kann mit unseren Fragen besser umgehen, unsere Ängste verstehen und hilft gerne weiter.

Gewichtsprobleme

Die meiste Zeit meines Lebens war ich ziemlich schlank, mit Ausnahme der Pubertät, in der ich auch eine „pummelige" Phase durchmachte. Drei Jahre bevor die Histamin-Intoleranz bei mir richtig ausbricht, nehme ich plötzlich unkontrolliert zu und fühle mich wie ein aufgeblasener Ballon. Auch meine Knöchel werden dicker und heute, wenn ich alte Fotos anschaue, habe ich das Gefühl, ich sehe eine fremde Frau. Da keine Wassereinlagerungen vorliegen, kann niemand sich diese Gewichtszunahme erklären. Manche Wochen werde ich plötzlich wieder schlanker und über Nacht gehe ich dann auseinander wie ein Pfannkuchen… In der Privatklinik, in der ich einmal (und nie wieder) mit meiner Schwester war, werde ich mit der Bemerkung abgespeist, dass alle Frauen in den Wechseljahren zunehmen. Das sei schließlich normal. Auf meine Frage, ob es auch normal sei, dass diese Zu- bzw. Abnahme innerhalb von ein oder zwei Tagen erfolgt und das in unregelmäßigen Abständen, erhalte ich keine Antwort. Verunsichert nehme ich diese Tatsache in Zukunft einfach so hin und versuche mir nicht mehr so viel Gedanken darüber zu machen, was allerdings nicht so leicht ist. Für die schlimmsten Zeiten kaufe ich mir zwei Paar Umstandsjeans und wenn ich wieder „zusammenschnurre", passen ja die alten Kleidungsstücke.

Im Mai 2009, als die Krankheit bei mir dann vollends ausbricht, verliere ich innerhalb einer Woche vier Kilo und durch die eingeschränkte Ernährung verliere ich immer mehr an Gewicht. Mein niedrigster Stand ist inzwischen 52,5 kg und das bei einer Größe von immerhin 1,72 m. Das Problem beschäftigt mich noch lange, und ich esse von den Nahrungsmitteln, die ich noch vertrage, große Mengen, um nicht noch mehr abzunehmen. Das nützt natürlich nicht viel, denn mir fehlen einfach zu viele Nährstoffe und Kalorien. Inzwischen habe ich begriffen, dass es sinnlos ist, mit Gewalt zunehmen zu wollen. Die Hauptsache ist, dass man sich wieder wohler fühlt. Und das ist bei mir der Fall.

Durch die Behandlung, den langsamen Aufbau der Kost und die viele frische Luft fühle ich mich um einiges kräftiger als noch vor fünf Jahren. Heute lege ich nicht mehr ganz so viel Wert auf das Gewicht wie damals. Natürlich achte ich sehr darauf, dass ich nicht noch mehr abnehme. Wenn es aber kurzfristig durch einen

Anfall, durch Stress oder ein anderes Unwohlsein zu einer kleineren Abnahme kommt, schenke ich dem keine so große Beachtung mehr wie damals. Die Sorge um das Gewicht bedeutet sonst nur neuerlichen Stress. Und genau den gilt es zu vermeiden.

Das Jahr 2012

Das Jahr 2012 ist nach dem Ausbruchsjahr 2009 das bisher schwierigste. Wir wissen schon Ende 2011, dass wir eine Menge zu bewältigen haben werden. Unter anderem einen Wohnungswechsel. Wir bleiben zwar in unserem Heimatort, wollen uns aber verkleinern, weil unser Haus zu groß für uns geworden ist und somit unnötig viel Arbeit für uns bedeutet. All das ist aber mit recht viel Stress verbunden, und mir ist manchmal schon im Voraus ein bisschen bange, ob und wie ich das alles schaffe.

Im Winter geht es mir leider generell immer schlechter als im Frühling, Sommer oder Herbst. Da für uns HIT-Erkrankte Erkältungen schwierig zu behandeln sind, ohne zusätzliches Histamin freizusetzen oder zuzuführen, müssen wir zusätzlich auch noch aufpassen, dass wir nicht jeden Schnupfen in unserer Umgebung erwischen.

Dieses Mal überstehe ich die ersten Wintermonate relativ gut. Allerdings sind zwei Wochen im Februar schlimm, in denen der Frost mit bis zu -23°C zuschlägt. Mein Kälteasthma reagiert ziemlich heftig und ich bin glücklich, als die Temperaturen wieder in normalere Bereiche zurückgehen. Dennoch kämpfe ich im Winter auch ohne Erkältung nachts manchmal mit heftigen Hustenanfällen. Ich huste schon beim Aufwachen so heftig, dass mir die Augen tränen und ich keuche wie eine alte Dampflok... Ich nehme dann Globuli ein und überbrühe mir einen Ingwertee. Dann kann ich meistens den harten Schleim, der sich während des Schlafens gebildet hat, abhusten. Gelingt mir das nicht, dann mache ich eine Kompresse mit Lavendelöl auf den Brustbereich, lege eine Wärmflasche mit wenig Wasser darauf und inhaliere mit meinem Salzinhalator.

Danach geht es mir meistens wieder besser. Woher diese unkontrollierten Hustenanfälle kommen, wissen wir bis heute nicht.

Anfang Mai fahren wir wieder für ein paar Tage zu unseren netten Vermietern im Schwäbischen und genießen bei herrlichem Frühlingswetter den Sonnenschein bei strahlend blauem Himmel. Da in dieser Gegend Unmengen von Obstbäumen stehen, ist die Blütezeit ein besonderer Genuss, den wir täglich auf unseren Spaziergängen auskosten. Zum Glück bekomme ich während der Blütezeit keine allergischen Reaktionen. Als wir vom Kurzurlaub nach Hause zurückkommen, fühlen wir uns beide erholt von dem langen Winter und stürzen uns wieder voll in den Alltag.

Doch leider merke ich relativ bald nach dem Urlaub, dass meine Kräfte langsam aber stetig abnehmen, dass meine Empfindlichkeit gegenüber Nahrungsmitteln wieder größer wird und dass ich ständig müde bin. Weder mein Arzt noch ich können uns das erklären, zumal keine zusätzliche Erkrankung feststellbar ist. Leider ist das Wetter inzwischen nicht mehr sehr frühlingshaft; es ist oft ziemlich kühl. Außerdem bläst ein unangenehm kalter Wind. Das sind auch nicht gerade die besten Voraussetzungen für meine Spaziergänge, aber ich gehe trotzdem, sooft es meine Zeit erlaubt, an die frische Luft. Doch auch das nützt nicht viel. Mein Arzt setzt zusätzlich zwei homöopathische Medikamente ein, die ich sonst im Winter mit meinen Infusionen bekomme, um bei Kräften zu bleiben bzw. wieder zu Kräften zu kommen. Doch dieses Mal spüre ich auch dadurch keine wirkliche Besserung. Ich habe eher das Gefühl, dass ich langsam wieder schwächer und anfälliger werde. Das ist eine große Belastung, nachdem ich so glücklich war, endlich wieder auf einem aufsteigenden Ast zu sein.

Ein wirklicher Trost für mich ist allerdings die Feststellung meines behandelnden Arztes, dass es mir trotz des leichten Rückschritts immer noch deutlich besser geht als vor fünf Jahren. Daran halte ich mich fest, wenngleich ich sehr darauf hoffe, wieder weitere Fortschritte zu machen.

So steige ich auch bei unserer Band wieder ein bisschen mit ein und singe in einem kleinen Chor, der sich aus zwei Musikgruppen zusammensetzt, für einen Abend mit. Das macht mir riesigen Spaß, obwohl die Nacht danach sehr hart ist. Ich habe in erster Linie wieder einen massiv beschleunigten Puls, Darmprobleme und verliere Wasser. Doch dieses Mal bekomme ich keinen Schüttelfrost, was für mich sehr wichtig ist. Denn dieser verstärkt meine Anfälle meistens extrem und kostet viel Kraft. Dass die Nacht unangenehm werden würde, habe ich gewusst und nehme es „zähneknirschend" in Kauf, als es tatsächlich so kommt. Oft werde ich mir solch eine Situation bestimmt nicht freiwillig zumuten, aber manches Mal brauche ich einfach auch einmal die Normalität, den Spaß und das Gefühl, richtig lebendig zu sein. Dann wiegt die Freude all die Unannehmlichkeiten wieder auf.

Inzwischen haben bei uns die Vorbereitungen für unseren Umzug, der im Herbst stattfinden soll, schon begonnen. Wir fangen an, unser Haus zu entrümpeln. Mein Mann und ich haben beide keine extreme Sammelleidenschaft und sind mehr als erstaunt, dass sich trotzdem viel zu viel in den Jahrzehnten angehäuft hat. So wandern immer wieder Kisten und Körbe in einen großen Second-Hand-Markt, wo brauchbare Dinge mit Handkuss angenommen werden. Diese Aktionen brauchen allerdings auch Kraft, und als die Sommerferien beginnen, sind wir beide froh, dass endlich Ruhe und Erholung winken.

Die ersten Tage im Urlaub sind traumhaft. Nachdem wir zu Hause wochenlang kühles, fast herbstliches Wetter hatten, freuen wir uns, dass es auch dieses Jahr die Sonne wieder gut mit uns meint. Doch mit der Zeit meint sie es zu gut und es wird immer heißer. Sooo heiß wollten wir es eigentlich auch nicht haben. Nun gehen wir meistens morgens an die frische Luft und erledigen unsere Einkäufe. Mittags liegen wir wie die trägen Fliegen auf dem Sofa, lesen oder dösen. In unserer Nähe gibt es einen phantastischen Wald mit den ausgefallensten Bäumen aus aller Herren Länder. Dort machen wir kleine Spaziergänge und entdecken immer wieder neue Bäume, die wir noch nie gesehen haben. Als sich die Luft nach ein paar Tagen richtig aufgeheizt hat, zeigt das Thermometer 37°C im Schatten, und jetzt vertrage ich auch diese kühlenden Spaziergänge nicht mehr. Ich bekomme den altbekannten Druck auf dem Herzen, verliere Wasser und bekomme heftige Darmprobleme. Langsam trotten wir wieder zum Auto zurück und ich bin froh, als wir wieder zurück in der Kühle des Hauses sind. Dass Hitze ein Liberator bei der Histamin-Intoleranz ist, hat sich wieder einmal bewahrheitet. Diese Krankheit hat viele Gesichter, aber mir gefällt immer noch keines davon …

In den nächsten Tagen gehe ich nur vormittags oder abends nach draußen; das ist zwar ein bisschen langweilig, aber wir stellen beide fest, dass wir gezwungen sind auszuruhen, und dass uns das ehrlich gesagt ganz gut tut.

Doch die nächste Überraschung lässt nicht lange auf sich warten. Beim Mittagessen verspüre ich auf einmal beim Kauen einen kräftigen Schmerz in einem Backenzahn. Irritiert spüle ich den Mund aus und versuche nochmals vorsichtig auf diesem Zahn zu kauen; doch auch dieses Mal tut es weh. Verflixt, das ist genau der Fall, von dem ich hoffte, dass er so schnell nicht eintreten würde. Ich weiß (auch aus eigener Erfahrung), dass Lokalanästhetika bei HIT nicht gut bzw. gar nicht verträglich sind. Doch noch hoffe ich, dass der Schmerz von allein wieder verschwindet. Bei Zahnschmerzen ist dies meist ein kindlicher, naiver Gedanke, aber hoffen kann man ja mal, zumal es Freitag ist und ich versuchen will, bis Montag durchzuhalten. Also kaue ich nur noch auf der gegenüberliegenden Seite. Und das klappt besser als gedacht. So manövriere ich mich durch das Wochenende und mache gleich am Montagmorgen einen Termin bei einer Zahnärztin in der zu unserem Urlaubsort nächstgelegenen Stadt. Sie liest sich zuerst die Bescheinigung meines Arztes durch, die über meine Krankheit und die damit verbundene Medikamentenunverträglichkeit informiert. Dann untersucht sie den Zahn und teilt mir mit, dass er ein tiefes Loch hat, das sie bei meiner HIT-Diagnose nicht mit herkömmlichen Mitteln reparieren kann. Ihr Vorschlag ist, dies an der Uni-Zahnklinik in Tübingen machen zu lassen. So bekommen wir trotz Hitze doch noch ein bisschen „Abwechslung" in unserem Urlaub... Jetzt hätte ich gern wieder einmal einen Box-Sack im Keller...

Nach abklärenden Telefonaten fahren wir am nächsten Tag in die nahe gelegene Uni-Klinik in Tübingen und mein Mann wartet geduldig stundenlang mit mir. Zuerst werde ich von einer jungen freundlichen Ärztin untersucht, die aber bald die Waffen streckt, da ihr meine Histamin-Intoleranz und die damit verbundenen Behandlungsmöglichkeiten bzw. -einschränkungen gänzlich unbekannt sind. So marschiere ich wieder in den Warteraum, bis einer ihrer Kollegen Zeit hat. Auch hier erwartet mich ein freundlicher Arzt, was ich sehr zu schätzen weiß, da das nicht immer selbstverständlich ist. Doch er kommt letztendlich auch nicht viel weiter und schickt mich in eine andere Abteilung. Dort treffe ich nach der nächsten Wartezeit auf einen älteren, erfahrenen Arzt, der zwar die HIT auch nicht kennt, aber aufgrund meiner vorgelegten Bescheinigung weiß, dass er kein Risiko eingehen darf. Wir einigen uns darauf, dass der Zahn in Vollnarkose gezogen werden muss, da mehrere andere, aufeinander folgende Behandlungen gar nicht in Frage kommen und Schmerz- und Narkosemittel bei HIT ebenfalls ein großes Problem darstellen.

Allerdings ist ihm diese Angelegenheit auch zu heiß und deshalb vereinbart er für mich einen OP-Termin in der Unfallklinik. Dabei erklärt er mir, dass, falls bei der Narkose ein Zwischenfall eintritt, dort die Versorgung am besten ist. Das leuchtet mir ein und ich bin dankbar für diese Ehrlichkeit. Leider klappt es mit der Operation nicht mehr während unserer Urlaubszeit, und genau für den ersten Arbeitstag danach bekomme ich den OP-Termin. Das ist mir inzwischen aber auch egal; Hauptsache ist, dass ich die OP baldmöglichst hinter mich bringen kann.

Als ich meinem Mann nach dem Gespräch Bericht erstatte und mich so halb entschuldige, weil er jetzt auch schon seinen zweiten Urlaubstag in einem Wartezimmer „verbraten" hat, meint er geduldig wie immer: „Kein Problem, hier hatten wir wenigstens eine Klimaanlage". Denn es ist immer noch sehr heiß. Vielleicht sollten wir die nächsten Tage einfach im Warteraum der Klinik verbringen… Das sind die Ermutigungen, die mich immer wieder grinsen lassen und mir helfen, mit all den Schwierigkeiten fertig zu werden.

Außerdem hat Petrus ein Einsehen, und obwohl das Hochdruckgebiet immer noch das Wetter bestimmt, werden die Temperaturen wieder ein bisschen angenehmer. Allerdings nur ein bisschen.

In der Zwischenzeit werde ich zum Meister im „Rechts kauen", versuche den Urlaub trotzdem noch zu genießen und den Gedanken an die OP noch wegzuschieben. So verleben wir noch ein paar nette Tage, aber so gut wie im Jahr zuvor kann ich mich nicht erholen. Der Druck vor der OP ist einfach zu groß.

Ich bin froh, als es endlich soweit ist und ich am 3. September in die Unfallklinik komme. Ich teile mein Zimmer mit einem sehr netten jungen Mädchen, das am Morgen die Weisheitszähne herausoperiert bekam. Während ihre Mutter regelmäßig die Eiskompressen wechselt, kommen wir beide ins Gespräch und ich erlebe eine große Überraschung. Das Mädchen im Nachbarbett leidet ebenfalls an einer Histamin-Intoleranz. Mir bleibt beinahe mein Babybrei im Hals stecken, so überrascht bin ich. Abends, als die Narkosenachwirkung bei ihr nachlässt, unterhalten wir uns und ich erfahre Näheres zu Ihrer HIT-Erkrankung. Es erstaunt mich, wie erwachsen sie schon ist und dass wir ein ernsthaftes Gespräch miteinander führen können. Wir entdecken viele Gemeinsamkeiten bei unseren Beschwerden, tauschen uns über unsere Krankheit und die Behandlungsmethoden und unsere E-Mail-Adressen aus.

Entsetzt stelle ich fest, dass Angelina das gleiche Problem hat, das ich hatte, bis ich zu meinem Stuttgarter Arzt kam. Sie wird oft nicht ernst genommen und, obwohl sie sogar kollabierte, muss sie mit vielen Beschwerden selbst fertig werden. Als ich sie frage, was sie unternimmt, wenn sie auf einen Kollaps zusteuert, erzählt sie mir, dass sie nach Einnahme ihrer Medikamente (Antihistaminikum und Cortison) die Schocklagerung einnimmt (Beine erhöht und den Kopf etwas tiefer) und wartet, bis es ihr besser geht. Als ich sage, dass das doch manchmal Stunden dauert, zuckt sie etwas hilflos mit den Achseln. Ich entnehme ihrem Bericht, dass sie eine wirkliche Kämpfernatur ist, die sich selbst Informationen beschafft und tut was sie kann, um die Symptome einigermaßen ertragen zu können. Trotzdem ist da eine Resignation, die mich wütend macht. Dieses junge hoffnungsvolle Mädchen hat noch das ganze Leben vor sich. Es darf auf die Dauer einfach nicht sein, dass so jemand keine Chance hat, weil man die Beschwerden nicht ernst nimmt. An diesem Abend nehme ich mir vor, mich mit der Fertigstellung meines Buches zu beeilen und den Versuch zu unternehmen, es bekannt zu machen und damit auch diese Krankheit. Vielleicht ergibt sich ja daraus ein Anstoß, all denen, die unter dieser üblen Krankheit leiden, zu helfen.

Allerdings habe ich im Moment noch andere Sorgen; nämlich meine OP am nächsten Morgen. Eine ältere Anästhesistin kommt zum Gespräch zu mir. Auch hier erlebe ich eine interessierte und freundliche Gesprächspartnerin. Wer unter einer HIT leidet, weiß, wie wichtig es ist, dass man uns ernst nimmt. Deshalb bin ich froh, dass in dieser Klinik so ein guter Ton herrscht. Das Gespräch liegt mir allerdings dann trotzdem ein bisschen im Magen. Die Ärztin teilt mir mit, dass sie eine ganze Weile „gegoogelt" hat und jetzt wenigstens weiß, welche Narkotika sie NICHT anwenden dürfen. Das Problem sei allerdings, dass sie keine verbindlichen Angaben finden könnten, welche Narkotika geeignet seien. Das wundert mich nicht, da es ja kaum Erfahrungswerte gibt. Für die Offenheit bin ich der Ärztin sehr dankbar. Gerade diese Aussage stärkt mein Vertrauen. Mit Ehrlichkeit kann ich leichter umgehen, als wenn ich das Gefühl habe, dass man mir nicht die Wahrheit oder nur die halbe Wahrheit sagt. Das verunsichert mich dann zutiefst. So schlafe ich zwar mit einem mulmigen Gefühl im Magen ein, weiß aber trotzdem, dass alles getan werden wird, um die Operation so gut wie möglich über die Bühne zu bringen. Das ist ein kleiner Trost.

Morgens geht dann alles ziemlich schnell. Ich bekomme keine Vorspritze und kein Beruhigungsmittel wegen des Risikos einer Medikamentenunverträglichkeit. Das ist mir sehr recht, obwohl ich merke, dass mein Puls mit der Zeit immer schneller „donnert". Später lese ich im Protokoll der Anästhesie, dass mein Blutdruck auf 180/120 geklettert war, was mich nicht wundert. Das Gespräch, das ich mit dem behandelnden Anästhesisten noch vor der OP habe, verläuft gut, und ich habe das Gefühl, das ist ein „alter Hase", der sein Handwerk versteht und dem ich vertrauen kann. Allerdings muss er auf einen „besonderen Cocktail" zurückgreifen, auf den ich beim Aufwachen einen richtigen kleinen Rausch erlebe. Er hatte es mir schon angekündigt und gemeint, dass es ähnlich sei wie nach Einnahme eines Rauschmittels. Da ich aber in meinem Leben noch kein Rauschgift konsumiert habe, kann ich mir darunter nicht viel vorstellen. Im Nachhinein muss ich sagen, dass es für eine Weile ziemlich unangenehm war. Als ich aber in mein Zimmer zurück-gebracht werde, ist das Schlimmste überstanden und außer einem extremen Schwindel, der noch ungefähr eine Stunde anhält, geht es mir besser als erwartet. Also zum Trost für alle HIT-Patienten: Es gibt doch einige wenige Medikamente, mit denen man uns „schla-fen schicken" und erfolgreich behandeln kann. Das ist eine große Beruhigung.

Die Zeit nach der OP verläuft ohne Probleme. Schwierig ist es mit der Ernährung, da die Krankenhausküche die vielen Ausnahmen gar nicht bei der Nahrungszubereitung berücksichtigen kann. So bin ich mit Babybreipulver (Reis, Hirse, Dinkel) und meiner Marga-rine angereist. Die Margarine darf ich bei den Schwestern im Kühl-schrank aufbewahren und das heiße Wasser für den Brei bekomme ich, wann immer ich es brauche, in einer Thermoskanne. Aller-dings habe ich in den ersten Stunden nach dem Eingriff noch keine große Lust, mir etwas zu essen zu richten und freue mich riesig, als mittags meine Schwester „hereinschneit" und mir meinen Brei anrührt. Da merke ich, dass ich großen Hunger habe. Gegen Abend kommt mein Mann und versorgt mich auch noch einmal mit einer

Portion. Dann kann ich mich wieder selbst verköstigen. Am dritten Tag darf ich nach der Kontrolluntersuchung nach Hause. Zu Hause werfen wir nach dem Kochen Fleisch und Brokkoli in den Mixer und ich esse mit Genuss mein „neues" Mittagessen. Dazu gibt es einen Hirsebrei. Ich habe solchen Hunger (wieder einmal), dass ich ein riesiges Elefantensteak essen könnte. Aber dieses Essen reicht für den Anfang auch.

Die Zahnwunde heilt recht gut und ich habe keinerlei Schmerzen, was alle sehr wundert. Bei der Entlassung bekomme ich noch meinen Zahn in die Hand gedrückt. Als ich ihn zum ersten Mal sehe, erstaunt es mich ebenfalls, dass ich nichts spüre und dass ich nicht schon wochenlang vor der OP Schmerzen hatte. Der „Kerl" ist schlicht und einfach kaputt. Allerdings war das von außen nicht zu sehen, und da inwendig eine große Füllung saß, konnte man nicht erkennen, wie marode er war. Das ist mir jetzt im Nachhinein ehrlich gesagt auch ziemlich egal. Hauptsache ist, dass ich von dem Übel befreit bin. Wahrscheinlich habe ich auch deswegen keine Probleme nach dem Eingriff, weil die Wunde nach dem Ziehen des Zahnes genäht wurde. Als ich nach 10 Tagen in der Klinik erscheine, um die Fäden ziehen zu lassen, sieht die Wunde richtig gut aus.

Allerdings komme ich dieses Mal nicht ganz so gut mit dem jungen Arzt aus, der mir die Fäden zieht. Er amüsiert sich darüber, dass ich den Zahn in Vollnarkose habe ziehen lassen, und erst als ich mich vehement wehre und meine Situation erläutere, gibt er klein bei und ist friedlich. Da aber alles andere in der Zahn- und in der Unfallklinik gut geklappt hat, hake ich dieses Gespräch einfach ab.

Wieder zu Hause, beginnen langsam die Vorbereitungen für unseren Umzug. Wir gehen nochmals unsere Schränke durch und „entmisten" kräftig. Wir haben das dringende Bedürfnis, unseren Haushalt so auszudünnen, dass ich ihn später leichter bewältigen kann. Das ist unbedingt nötig. Doch mit dem bisschen Kraft, das ich habe, ist das nicht so einfach. Doch mit Hilfe meiner Schwester und unserer Freunde bekommen mein Mann und ich die Vorbereitungen doch noch auf die Reihe, und ich kann kaum glauben, dass ich doch eine Menge selbst machen kann. Ein Erfolgserlebnis für mich. Ende Oktober rückt dann endlich die Spedition an und wir haben sehr anstrengende Wochen vor uns. Kurz vor Weihnachten sind wir dann so weit, dass wir aufatmen können, weil das Schlimmste hinter uns liegt und wir freuen uns über unser schönes neues Zuhause. Hoffentlich war das der letzte Umzug in unserem Leben!

Wir feiern das erste Weihnachtsfest in unseren neuen vier Wänden und genießen die Urlaubstage nach dem Stress sehr. Nach den Feiertagen merke ich allerdings, dass ich nochmals ziemlich abgenommen habe und ich fühle mich schlapp wie nach einem Marathonlauf. Obwohl ich weiß, woher diese Schwäche kommt, tue ich mich schwer, sie zu akzeptieren. Schon zu oft war ich in so einem Zustand, und ich möchte mich so gern einmal über einen längeren Zeitraum fit und gesund fühlen. Doch vielleicht ist das nach dieser Anstrengung einfach zu viel verlangt. Es tröstet mich sehr, dass auch andere Bewohner unserer Wohnanlage, die gesund sind, nach dem Umzug stöhnen. Vielleicht muss ich einfach wieder mehr Geduld aufbringen.

Problematisch gestaltet sich zurzeit allerdings auch meine HIT-Behandlung. Nach dreieinhalb Jahren, in denen ich die Infusionen problemlos vertragen habe, geht es mir plötzlich nach jeder Infusion schlecht. Ich bekomme einen beschleunigten Puls und einen hohen Blutdruck. Erst nach Einnahme meines Antihistaminikums beruhigt sich der Zustand langsam. Es kann aber Stunden, wenn nicht sogar die ganze Nacht dauern, bis es mir wieder gut geht. Notgedrungen setzen wir die Infusionen jetzt einmal für eine Weile aus und hoffen, dass ich sie dann wieder vertrage.

Wer weiß, vielleicht hält ja das neue Jahr größere Fortschritte für mich bereit? Darauf hoffe ich.

Das Jahr 2013

Der Januar ist in diesem Jahr relativ mild, was uns zu der lächerlichen Hoffnung verleitet, dass wir insgesamt einen „harmlosen" Winter erleben werden und auf ein frühes Frühjahr hoffen können. Doch im Februar ändert sich das Wetter, und Kälte und Schnee schlagen mit voller Wucht zu. Das ist mit meinem Kälteasthma nicht so angenehm, aber ich habe mir vorgenommen, mich davon nicht aus der Ruhe bringen zu lassen. Glücklicherweise vertrage ich inzwischen wieder einige Inhaltsstoffe meiner Infusionen und hoffe, dass wir im Lauf der Monate wieder alle Medikamente einsetzen können.

Beim Essen tut sich leider nicht viel. Dinkel und Kamut, die ich früher so gut vertragen habe, vertrage ich leider immer noch nicht. Das ist schade, denn ich kann somit nicht genügend abwechseln. Dafür macht mein Mann eine interessante Entdeckung. Er „stolpert" über einen Bericht über schwarzen Holunder. Darin heißt es, dass die Flavonoide, die er beinhaltet, die Ausschüttung von Histamin stoppen. Außerdem enthält Holunder viel Vitamin C, was in diesem Fall ebenfalls begünstigend wirkt. So besorge ich im Reformhaus einen Holundermuttersaft und mache einen Versuch, der tatsächlich klappt. Ich bin glücklich. Erstens mag in den Geschmack gern und zweitens freut mich die Tatsache, dass ein neues Getränk auf meiner „Erlaubt-Lebensmittelliste" steht. Interessant ist auch, dass mein Arzt ein Jahr vorher dieselbe Entdeckung mit Brombeeren gemacht hat. Auch diese enthalten einen Stoff, der die Ausschüttung von Histamin stoppen soll. Nun kann ich zwischen Heidelbeer-, Sanddorn- und Cranberry-Vollfruchtsaft und zwischen Sauerkirsch-, Brombeer- und Holundermuttersaft abwechseln.

So wie es aussieht, habe ich da weit mehr Glück als bei den kohlehydratreichen Nahrungsmitteln. Auch wenn das nicht unbedingt meinen Hunger stillt, so sind die Vitamine, Mineralstoffe und Bioflavonoide der Früchte bestimmt sehr gut für mein Immunsystem. Das ist in dem langen Winter doppelt wichtig, denn größere Spaziergänge sind bei dieser Kälte und Nässe kaum möglich. In diesem Winter lässt sich die Sonne nur selten blicken und der Lichtmangel schwächt noch zusätzlich.

Ich kann es gar nicht erwarten, dass sich endlich die ersten Vorboten des Frühlings zeigen; doch dieses Jahr brauchen wir alle Geduld. Mitte April gibt es ein paar Sonnentage mit strahlend blauem Himmel, aber eisigem Wind. Doch schon dafür bin ich sehr dankbar. Dann übernehmen allerdings wieder die Wolken das Regiment und es ist grau und kalt und kalt und grau ... Auch ich spüre, wie mein Abwehrsystem schwächer wird, und im Mai erwischt mich tatsächlich noch die Erkältung, die ich in den vergangenen Monaten so tapfer abwehren konnte. Trotzdem habe ich Glück, dass die Beschwerden nicht allzu heftig sind und ich mit meinen Hausmitteln einigermaßen über die Runden komme. Trotzdem kostet diese Woche recht viel Kraft und ich habe noch einmal zwei Kilo abgenommen. Wie soll ich die wieder auf die Rippen bekommen?

Nun bequemt sich der Frühling doch noch, wenn auch langsam, zu uns zu kommen. Selbst in Stuttgart, wo die Blüte um vier bis sechs Wochen früher dran ist als bei uns, schläft die Natur noch ziemlich lange. Wir begrüßen jeden Forsythienbusch und jeden blühenden Baum mit kindlicher Freude. Endlich wieder Sonne und Farbe um uns herum. Ich beginne, sobald die Temperaturen es zulassen, wieder mit meinen Spaziergängen. Da wir jetzt näher am Ortskern wohnen, kann ich viele Wege zu Fuß bewältigen, was mir gut tut, aber mich anfangs noch ziemlich „schlaucht". Doch mit dem Frühling ist bei mir auch wieder der alte „Kampfgeist" erwacht, und ich habe wieder neue Hoffnung!

Allerdings bekommt die bald wieder einen kleinen Dämpfer, als sich bei einer Untersuchung herausstellt, dass mein Knochenabbau weiter fortgeschritten ist und ich jetzt tatsächlich eine Osteoporose habe. Diese kann ich überhaupt nicht gebrauchen! Die Medikamente, die ich dagegen nehmen müsste, kommen bei HIT alle nicht in Frage. Also bleibt nur regelmäßige Krankengymnastik als Therapie. Ich habe Glück und finde einen sehr guten Physiotherapeuten, der mir Mut macht mit der Aussage, dass man den jetzigen

Zustand wahrscheinlich erhalten kann, wenn ich regelmäßig „trainiere". Nun, das lasse ich mir nicht zweimal sagen, weil ich absolut keine Lust auf eine weitere Verschlechterung habe. Aber nun muss ich morgens wirklich früher aufstehen, damit ich noch alles auf die Reihe bekomme, bevor der normale Alltag beginnt. Inzwischen ist der Frühsommer da und die Sonne lässt sich jetzt öfters blicken. Da Vitamin D gerade bei Osteoporose extrem wichtig ist, spielt sich mein Leben immer mehr auf unserer schönen Terrasse ab (allerdings nie in der prallen Sonne, da ich diese ja nicht vertrage). Trotzdem merke ich, dass die Wärme mir sehr gut tut und hoffe nach dem kalten Frühjahr auf einen langen Sommer.

Dass es mir im Sommer tatsächlich um einiges besser geht als im Winter ist unbestritten. Trotz der Hitze bin ich stabiler und komme auch gewichtsmäßig eher wieder hoch. So auch dieses Jahr.

Doch dann wartet schon die nächste Überraschung auf mich. Meine Gleichgewichtsprobleme werden wieder stärker. Verflixt, ich dachte, ich hätte das im Griff. Nach einer Gymnastikübung auf einem Balance-Kreisel wird mir so übel, dass ich kaum noch laufen kann. Dann kommen die üblichen Beschwerden wie beschleunigter Puls, Frieren und ziemlicher Wasserverlust. Trotz Einnahme des Antihistaminikums brauche ich diesmal über vier Stunden, bis ich mich wieder einigermaßen erholt habe. Dieses Erlebnis ist „Frust pur". Von da an habe ich wieder öfter Probleme mit dem Gleichgewicht – vor allem z. B. auf langgezogenen Rolltreppen. Interessanterweise komme ich mit kurzen, steilen Rolltreppen besser zurecht. Kürzlich hatte ich derartige Probleme auf einer Rolltreppe in einem Modehaus (eine „normale" Treppe ist leider nicht vorhanden), dass ich konzentriert auf einen Punkt auf dem Hemd meines Vordermannes starrte, um den Schwindel zu minimieren. Mein behandelnder Arzt rät mir, ein MRT vom Kopf erstellen zu lassen, um abzuklären, ob eventuell eine Entzündung im Gehirn dahinter steckt. Daraufhin suche ich zuerst einmal im Internet, ob ich eine Praxis mit einem offenen MRT finden kann, da ich das einfach angenehmer finde. Tatsächlich finde ich eine derartige Einrichtung, und das sogar in Stuttgart. Na also, ich habe doch immer wieder Glück. Als ich in der Praxis anrufe, bin ich allerdings schnell ernüchtert. Die Arzthelferin erklärt mir, dass bei Kopfuntersuchungen auch im MRT ein Kontrastmittel vorgespritzt werden muss. Ohne das ist die Untersuchung zu ungenau. Das bedeutet, dass man bei einem negativen Befund nicht sicher sein kann, ob nicht doch eine Entzündung oder ein Tumor vorliegt. Na prima, da habe ich mich wohl zu früh gefreut, da Kontrastmittel extrem viel Histamin freisetzen können. So beschließen wir, dass ich auf diese Untersuchung vorerst ganz verzichte und weiterhin Situationen vermeide, in denen das Gleichgewicht gestört werden kann. Das ist leider nicht immer ganz einfach. Vor allem nimmt es mir wieder ein Stückchen Lebensqualität. Früher bin ich mit Wonne auf dem Wasser „herumgeschippert"; egal ob mit einem Dampfer oder einem Ruderboot. Jetzt getraue ich mich das wegen der Schaukelei natürlich nicht mehr. Das bestärkt mich wieder neu in meinem Entschluss, diese Krankheit bekannt zu machen und zu hoffen, dass dadurch bei den richtigen Leuten das Interesse für die Erforschung der HIT geweckt wird.

Hoffentlich bleibe ich bis ins hohe Alter fit, damit ich mich in solchen Fällen wenigstens wehren kann. Vielleicht hat sich bis dahin aber auch schon etwas bei der Erforschung der HIT und vor allem bei der Bekanntmachung dieser Krankheit getan. Dann hätte ich vielleicht doch nicht so schlechte Karten. Noch glaube ich fest daran, dass auf diesem Gebiet in absehbarer Zeit etwas geschieht.

Kurz darauf komme ich in eine Facharztpraxis, in der ich noch nie war. Ich führe ein gutes Gespräch mit dem Arzt und fühle mich gleich ernst genommen. Wunderbar! Als die Arzthelferin anschließend meine Daten in den PC eingibt, murmelt sich vor sich hin: „Oh, eine Histamin-Intoleranz." Ich werde hellhörig und frage, woher sie diese Krankheit kennt. Sie lächelt mich an und erwidert, dass sie selbst eine heftige HIT hatte und dass es ihr heute nach einer Behandlung mit alternativen Heilmethoden wieder gut geht. Ich bin erfreut, dass ich wieder einmal eine Betroffene persönlich kennenlerne und tausche mit ihr die Adresse aus. Es ist hilfreich,

Patienten kennenzulernen, um von deren Problemen, aber auch Erfolgen zu hören. Das ist zurzeit eine wichtige Chance, um an Informationen zu kommen.

Inzwischen ist auch bei uns der Sommer richtig angekommen, und wir genießen einige sonnige Wochen. Sogar die Nächte sind – für uns auf ca. 740 bis 800 m ü.d.M. – ungewöhnlich warm, fast tropisch. Das freut uns Schwarzwälder natürlich sehr, da wir so etwas nur selten erleben. Langsam gewöhne ich mich auch tagsüber ein bisschen an die Hitze, achte allerdings darauf, dass ich nie ohne Kopfbedeckung draußen bin und vor allem nicht größere Anstrengungen in den Mittagsstunden unternehme. Dann klappt es eigentlich recht gut. Endlich wieder einmal etwas Positives.

Während der letzten Augustwoche schlagen die Temperaturen plötzlich um und gehen nachts auf bis zu 6° C zurück. Der Unterschied zu den Tagestemperaturen ist gewaltig und postwendend setzen bei mir wieder nächtliche Hustenattacken ein. Schade, so früh habe ich damit noch nicht gerechnet. Bis November oder Dezember hätten diese „blöden" Anfälle sich ruhig noch Zeit lassen können. Das Klima hat sich in den letzten Jahren leider sehr stark verändert und so sind die Temperaturunterschiede im Sommer genauso heftig wie im Winter, was für uns Patienten eine zusätzliche Belastung darstellt.

Den Ärzten und Wissenschaftlern, die irgendwann die Ursache für die HIT und die vielen anderen Unverträglichkeiten herausfinden werden, müsste man eigentlich den Nobelpreis verleihen. Doch vorher muss leider erst einmal Geld bereitgestellt werden, damit der bzw. die Forscher überhaupt anfangen können. Wenn ich die HIT mit anderen Nahrungsmittelunverträglichkeiten vergleiche, entdecke ich immer wieder Anzeichen dafür, dass viele der Unverträglichkeiten miteinander verkoppelt sein könnten. Auch die lebenslangen Beschwerden, die Monika Hohlmeier in ihrem oben genannten Buch beschreibt, weisen erstaunlich viele Ähnlichkeiten zu meinen auf, und das, obwohl sie ja keine HIT hatte, sondern eine schwere Eiweißunverträglichkeit. Selbst zwischen der Zöliakie meiner Schwester und meiner HIT gibt es einige interessante Parallelen. Für die Erforschung dieser Unverträglichkeiten und Intoleranzen könnten diese Gemeinsamkeiten nach meiner Meinung ein erster Ansatzpunkt sein.

Eine Nachbarin erzählt mir entsetzt von einer Familie, die sie im Urlaub kennengelernt hat. Diese Familie hat ein kleines neunjähriges Mädchen, das wohl noch viel weniger essen kann als ich. Es knabbert während ihres Aufenthaltes wohl fast nur an Reiswaffeln und ist klein und dünn wie ein sechsjähriges Kind. Die Eltern versuchen alles, was möglich ist, um dem Mädchen zu helfen. Doch momentan anscheinend mit recht geringem Erfolg. Ich weiß nicht, ob das Kind eine HIT hat, aber es hat eine schwere Nahrungsmittelunverträglichkeit und braucht Hilfe. Meines Erachtens sollte man bei der Erforschung der HIT diese unbedingt mit anderen Nahrungsmittelunverträglichkeiten vergleichen. Wer weiß, vielleicht kann man dadurch gleich mehreren Patientengruppen helfen. Ich hoffe so sehr, dass sich interessierte Ärzte und Wissenschaftler zusammen mit einsichtigen Geldgebern uns „armer Würstchen" erbarmen und sich endlich auf die Suche nach Ursachen und Heilungsmöglichkeiten machen.

Inzwischen geht der Sommer in den Spätsommer über und wir haben Ferien. Aus beruflichen Gründen kann mein Mann seine Mitarbeiter dieses Jahr nicht länger allein lassen, und so verbringen wir dieses Jahr unseren Urlaub nicht wie sonst im Schwabenländle, sondern bei uns zu Hause. Da wir die neue Wohnung haben und in einer wunderschönen Umgebung leben, fällt uns das nicht schwer.

Ich hoffe, dass die letzten Monate des Jahres etwas ruhiger über die Bühne gehen; muss dann aber leider feststellen, dass schon eine neue Überraschung auf mich wartet. Eine heftige Nagelbettentzündung am rechten Großzeh macht mir plötzlich zu schaffen. Weder Kernseife- und Calendulabäder, noch Salben helfen nachhaltig. Nachdem mein Zeh die Farbe und Form einer Clownnase angenommen hat, empfiehlt mir der Dermatologe eine Operation. Über Langeweile kann ich mich in meinem Leben wohl nie beklagen! Da ich noch das Narkoseprotokoll von meiner Zahn-OP habe, frage ich in der Stuttgarter Klinik, in der ich regelmäßig zur Behandlung bin, ob auch dort der Eingriff vorgenommen werden kann. Ich bekomme die Zusage und freue mich; da habe ich ein bisschen das Gefühl, dass es sich um ein „Heimspiel" handelt, da mir Klinik und Umgebung inzwischen so vertraut sind.

Der Chirurg geht, nachdem er meine Unterlagen kennt, genau auf meine Wünsche ein, was ich dankbar registriere. Dadurch bin ich relativ ruhig, wenn ich an die OP denke.

Das Gespräch mit dem Anästhesisten ist erstaunlich. Er zeigt sich hochinteressiert an meinen Ausführungen und verspricht mir, während der Narkose besonders gut auf mich aufzupassen. Das tut natürlich gut und nimmt mir auch noch einen Teil der Angst. Trotzdem haben wir ein bisschen Pech. Es kommt im Vorbereitungsraum, trotz der Sicherungsmaßnahmen, zu einem Atemstillstand. Da in dem Moment aber das Narkosemittel zu wirken beginnt, bekomme ich das nur zwei bis drei Sekunden mit und habe keine Zeit Panik zu entwickeln. Im Gespräch nach der OP teilt mir der Anästhesist mit, dass die Atmung nach dem Einsatz eines Tubus schnell wieder einsetzte. Trotzdem erschaudere ich noch nachträglich, wenn ich daran denke, wie dumm so ein kleiner Eingriff ausgehen kann.

Der Narkosearzt gibt mir einen Bericht in die Hand, den er in einer Ärztezeitschrift gefunden hat. Darin werden die Risiken sehr deutlich aufgeführt, und er bittet mich, immer eine Kopie davon bei meinen Papieren aufzubewahren. Außerdem stimmt er mit meinem behandelnden Arzt überein, der schon lange den Verdacht hat, dass meine HIT die Folge eine Mastozytose ist. Die Behandlung ist aber im Grunde genommen genau die gleiche. Deshalb entscheiden wir uns gemeinsam, den Knochenmarkstest, der zur Abklärung nötig wäre, nicht machen zu lassen, da das Risiko einer weiteren extremen Reaktion bei mir einfach zu hoch ist.

Der Chirurg und der Anästhesist sind fassungslos, dass ich die Fuß-OP aushalten kann, ohne später Schmerzmittel einzunehmen. Ich kann auch nicht erklären, wie das möglich ist. Die Schmerzen sind zwar grimmig, aber immer aushaltbar und die Wundheilung klappt bestens. Wieder einmal hat sich eine schwierige Situation zum Guten entwickelt. Wie bin ich froh und dankbar.

Eigentlich habe ich, als ich mit diesem Buch begonnen habe, gehofft, am Ende berichten zu können, dass ich geheilt bin. Das kann ich leider nicht. Doch noch ist nicht aller Tage Abend. Vielleicht werde ich eines Tages in einem neuen Buch von meiner Heilung erzählen. Eines kann ich aber mit Sicherheit sagen: Trotz all der Schwierigkeiten, mit denen ich regelmäßig kämpfen muss, geht es mir besser als bei Ausbruch der Krankheit. Ich bin wieder belastbarer geworden und schaffe Dinge, die eine Zeitlang für mich undenkbar waren und ich habe gelernt, mich auch über kleine Fortschritte zu freuen. Es ist mir klar, dass ich in dieser Situation „kleinere Brötchen backen" muss, doch mein Leben ist wieder interessanter und erfüllter, als ich es mir erträumt hatte.

Ich hoffe, ich konnte Ihnen mit meinem Buch ein Stück weiterhelfen und Sie ermutigen, nicht aufzugeben und Ihren eigenen Weg zu finden. Lassen Sie sich nicht von gut gemeinten, aber falschen Ratschlägen von Ihrem Weg abbringen und lassen Sie sich nicht entmutigen, wenn Sie an Ärzte geraten, die Sie nicht ernst nehmen. Ich weiß, wie schwer es ist, wenn man von der Krankheit erschöpft ist und wieder einmal mit Tränen in den Augen aus einer Praxis schleicht, weil man unfreundlich behandelt wurde. Suchen und kämpfen Sie trotzdem weiter! Ich habe festgestellt, dass die Suche nach dem richtigen Arzt am besten funktioniert, wenn man sich im Bekannten- und Freundeskreis informiert. Berichte über persönliche Erfahrungen helfen zumindest mir am besten, mir eine Meinung zu bilden. Es gibt wirklich auch genügend Ärzte, die interessiert und engagiert sind und die bereit sind, uns HIT-Patienten zu unterstützen. Doch wenn man Pech hat und dreimal hintereinander in der „falschen" Praxis gelandet ist, fällt es schwer, wieder neu die sowieso schon begrenzten Kräfte zu mobilisieren und auch einen vierten oder sogar fünften Versuch zu wagen. Dennoch: Es lohnt sich. In dem Moment, in dem Sie einen interessierten Arzt gefunden haben, haben Sie einen ersten Schritt in die richtige Richtung gemacht. Mit der Zeit werden weitere Schrittchen folgen und irgendwann werden Sie bemerken, dass wenigstens die Abwärtsspirale unterbrochen wird. Ob eine vollkommene Heilung möglich ist oder nicht, hängt wohl von Faktoren ab, die wir bis jetzt noch nicht kennen. Natürlich wünsche ich jedem von meinen Lesern, dass er vollkommen geheilt werden kann. Sollten Sie sich aber, so wie ich, damit abfinden müssen, dass „nur" eine Linderung möglich ist, so hilft doch der Gedanke, dass es uns besser geht als vor der Behandlung.

Wir haben trotzdem noch viele Dinge, die wir genießen können. Ich weiß nicht, ob Sie musikalisch sind, ob Sie gern lesen oder fotografieren oder, oder, oder … Das ist letztendlich auch nicht wichtig. Wichtig ist nur, dass wir die Dinge, zu denen wir trotz der Krankheit noch imstande sind, auch TUN. Ich gehe zum Beispiel gern in ein gemütliches Lokal, obwohl ich dort nichts von der Speisekarte zum Essen bestellen kann. Deshalb bin ich bereit, mich vorher zu Hause satt zu essen und entweder Reiswaffeln, Hirseplätzchen o.ä. mitzunehmen, um im Lokal noch ein bisschen daran zu knabbern. Mit den Besitzern der Lokale habe ich diesbezüglich noch nie Probleme bekommen, wenn ich nur einen Rooibostee oder ein stilles Wasser bestelle. Im Gegenteil, viele bieten mir alles Mögliche an, um mir einen Gefallen zu tun. Vielleicht sagen manche von Ihnen: „Das tue ich mir bestimmt nicht an, dass ich mich in ein Lokal setze und den anderen beim Essen zusehe." Dann lassen Sie das eben bleiben und machen etwas anderes, das Ihnen Spaß macht. Wir gehen zum Beispiel auch gern mal in ein schönes Konzert oder in einen interessanten Film. Auch das sind Möglichkeiten, sich hin und wieder etwas Gutes zu tun und die Krankheit wenigstens für eine kurze Zeit einmal zu vergessen.

Schwierig wird es, wenn Sie eine junge Mutter sind, und sich rund um die Uhr um ihre Kinder kümmern müssen. Da bleibt wenig Zeit, um sich zwischendurch einmal etwas Ruhe zu gönnen. Doch genau diese Ruhe ist so wichtig, um sich mit der Krankheit auseinanderzusetzen. Um zu schauen, was man tun oder lassen sollte, oder um einfach eine Stunde auf dem Sofa zu liegen und zu ruhen. Vielleicht haben Sie eine Freundin, eine Schwester oder Oma, die Ihnen ein bis zweimal die Woche die Kinder für zwei bis drei Stunden abnehmen kann, damit Sie sich ausruhen und um sich selbst kümmern können.

Noch schwieriger wird es, wenn Sie in Ihrem Beruf so gefordert sind, dass Ruhepausen kaum möglich sind. Dann kann es sein, dass Sie für einen gewissen Zeitraum krankgeschrieben werden müssen, um wenigstens wieder so weit aufzubauen, dass Sie mit dieser Krankheit leben und sie auch ertragen können. Die HIT macht das Leben kompliziert und kostet Zeit, Nerven und leider auch noch eine Menge Geld.

Wenn dieses Buch dazu beiträgt, dass immer mehr Ärzte und Therapeuten diese Krankheit kennen und auch die nicht Betroffenen eine kleine Ahnung davon haben, dann wird unser Leben schon ein bisschen erträglicher sein als jetzt. Darauf hoffe ich!

Zu meiner Diagnose „systemische Mastozytose" habe ich inzwischen auch die nötigen Bescheinigungen und einen Ausweis. Hierzu kann ich die Webseite *http://www.mastozytose.com* empfehlen.

Teil 2: Histamin-Intoleranz: Die unbekannte Krankheit

Was ist Histamin?

Histamin ist ein körpereigenes Gewebshormon und zählt zu den sogenannten „biogenen Aminen". Das sind chemische Verbindungen, die im menschlichen und tierischen Körper ebenso zu finden sind wie in Pflanzen und Bakterien. Die Vorstufe von Histamin ist die unentbehrliche Aminosäure Histidin, unter anderem wichtig für die Bildung des roten Blutfarbstoffes. Histamin spielt bei einer Vielzahl von Vorgängen im Körper eine wichtige Rolle. Es übernimmt wichtige Aufgaben beispielsweise …

- im Immunsystem,
- bei der Wundheilung,
- bei der Steuerung des Schlaf-Wach-Rhythmus',
- im Gedächtnis,
- bei der Regulation der Darmbewegung,
- bei der Steuerung der Herzfrequenz und des Blutdrucks.

Histamin ist somit ein lebenswichtiger Stoff, der in den Mastzellen (Zellen der körpereigenen Abwehr) gespeichert und von dort bei Bedarf ausgeschüttet wird. Die meisten Mastzellen befinden sich in Darm, Lunge und Haut. Mastzellen haben das Ziel, durch die Histaminausschüttung das Immunsystem zu stärken und den Körper vor Krankheitserregern zu schützen. Tritt aber eine Überreaktion ein, wie zum Beispiel bei einer Allergie, liegt dies evtl. an einer zu starken Histaminausschüttung im Körper, was heftige Symptome hervorrufen kann. Dabei sind oft gerade diejenigen Bereiche betroffen, an denen sich die Mastzellen vermehrt befinden (zum Beispiel im Darm, dieser reagiert evtl. mit Durchfällen und/oder Darmkrämpfen; oder in der Lunge, diese reagiert mit Atembeschwerden, usw.).

Bei einer *Pseudo*allergie, zu der die Histamin-Intoleranz zählt, sind die Symptome fast identisch mit denen einer „echten" Allergie; die Bezeichnung „Pseudoallergie" ist leider irreführend und klingt so, als seien die Patienten „gar nicht richtig krank", was aber nicht den Tatsachen entspricht. Der Unterschied zwischen Histamin-Intoleranz und Allergie liegt darin, dass bei einer Allergie Abwehrstoffe gebildet werden (sog. IgE-Antikörper), die im Blut nachweisbar sind und einen Rückschluss auf das auslösende Allergen ermöglichen. Bei einer Pseudoallergie geschieht dies nicht, deshalb ist der Auslöser meist schwer bestimmbar. In beiden Fällen, bei einer Allergie sowie bei einer Pseudoallergie, wird jedoch Histamin freigesetzt oder dieses wurde dem Körper von außen zugeführt. Eine Histamin-*Intoleranz* kann dann entstehen, wenn Histamin unzureichend vom Körper abgebaut werden kann. Das im Körper verbleibende Histamin kann somit über längere Zeit heftige Reaktionen auslösen. Dies scheint das Grundproblem von Betroffenen zu sein. Falls dann noch zusätzlich Histamin über die Ernährung aufgenommen wird, kann dies die ungünstige Situation noch verschlimmern.

Was ist eine Histamin-Intoleranz und wie entsteht sie?

In der Darmschleimhaut wird ein Enzym, die sogenannte Diaminoxidase (DAO) gebildet, die für den Abbau des Histamins im Körper zuständig ist. Durch diese „Arbeit" der Diaminoxidase wird der Körper vor einem Zuviel an Histamin geschützt. Ist dieser Vorgang gestört, wofür es mehrere krankhafte Möglichkeiten gibt, verbleibt plötzlich Histamin in größeren Mengen im Körper, was, wie schon oben genannt, zu heftigen Reaktionen führen kann.

Histamin kann über Nahrung, Getränke und Medikamente in den Körper kommen und muss durch die DAO abgebaut werden. Wenn das nicht mehr gelingt, verursachen schon geringe aufgenommene Mengen an Histamin starke Beschwerden: Anschwellen der Schleimhäute, Kopfschmerzen, tränende Augen, Schnupfengefühl, Übelkeit, Darmkrämpfe und Durchfälle, Herzrhythmus-Störungen bzw. Herzrasen, Schlafstörungen und einiges mehr. Ist das Histamin erst einmal in den Körper gelangt, dauert es unter Umständen lange, bis es wieder ausgeschieden wird. Zur Unterstützung des Histaminabbaus können hohe Dosen Vitamin C hilfreich sein, beschwerdefrei ist man nach deren Zufuhr trotzdem nicht. Im besten Fall erfährt der Patient eine Linderung.

Ist der Anteil von Histidin in einem Nahrungsmittel hoch, neigt dieses zu einer schnellen Verderblichkeit, wobei dann aus dem Histidin Histamin entsteht, was mit dem Verzehr der Nahrung dem Körper zugeführt wird. Lebensmittel, die lange gereift sind (wie Sauerkraut, Essig, Rotwein, Käse etc.) oder Lebensmittel, die schnell verderben (wie Fisch, Fleisch oder Bananen) enthalten extrem viel Histamin. Keime, Wärme und Feuchtigkeit beschleunigen den Reifungs- bzw. Verderbnis-Vorgang enorm. Deshalb ist Hygiene im Falle einer HIT oberstes Gebot. Im Verlauf des Buches werde ich noch eingehender berichten, wie mit geeigneten Hygienemaßnahmen manche Gefahr für HIT-Patienten verringert werden kann.

Leider gibt es nicht nur Nahrungsmittel, die Histamin enthalten, sondern außerdem auch solche, die als sogenannte Histamin-*Liberatoren* wirken. Das bedeutet, dass der Körper nach deren Aufnahme körpereigenes Histamin (im Körper bereits gespeichertes Histamin) freisetzt, was zu den gleichen Symptomen führt, als hätte der Patient ein histaminreiches Nahrungsmittel zu sich genommen. Diese Histamin-Liberatoren kennenzulernen bedeutet eine Menge Arbeit. Als Liberatoren können außer Nahrungsmitteln zum Beispiel auch Medikamente, Stresssituationen, extreme Kälte und Hitze, Überanstrengung und Verletzungen wirken. Diese Tatsache macht die Krankheit für den Betroffenen so kompliziert, da er nicht nur auf die Ernährung, sondern noch auf jede Menge anderer Faktoren achten muss. Das kostet Zeit, Kraft und Nerven.

Die leckeren italienischen Gerichte, welche die meisten von uns so lieben, sind oft wahre „Histaminbomben". Das liegt einerseits an den aromatischen Käsesorten, die durch einen langen Reifungsprozess viel Histamin enthalten, an den Tomaten, die starke Histamin-Liberatoren sind und am Rotwein, der selbst viel Histamin enthält und zusätzlich auch noch ein Histamin-Liberator ist.

Die einzige Möglichkeit für einen an Histamin-Intoleranz Erkrankten ist die konsequente Vermeidung solcher Nahrungsmittel.

Es gibt noch eine weitere Gruppe von Nahrungsmitteln, die bei einer Histamin-Intoleranz zu Problemen führen kann: das sind diejenigen Nahrungsmittel, die andere biogene Amine enthalten. Auch der Abbau dieser chemischen Verbindungen kann bei einer HIT gestört sein. So enthält zum Beispiel Schokolade kein Histamin, sondern die beiden biogenen Amine Tyramin und Phenyethylamin, und ist deshalb bei einer Histamin-Intoleranz oft nicht verträglich. Bananen enthalten ebenfalls ein biogenes Amin, nämlich Serotonin; einen Stoff, der normalerweise für unser Wohlbefinden sorgt. Führen wir HIT-Patienten Serotonin aber über Nahrungsmittel zu, kann der Abbau leider heftige Beschwerden verursachen. Außerdem verderben Bananen sehr schnell und können dadurch schon bei kurzzeitiger Lagerung zusätzlich Histamin bilden. Schade, denn Bananen gehörten einmal zu meinen Lieblingsfrüchten.

Sie sehen also, dass diese Krankheit von einem Patienten viel fordert. Zuerst einmal muss er sich ein gewisses Grundwissen aneignen, denn nur wer die Krankheit einigermaßen kennt und weiß, wie er sich verhalten muss, kann sie in den Griff bekommen und wieder am „normalen" Leben teilnehmen.

Für Angehörige und Freunde ist eines ganz besonders wichtig zu wissen: *Diese Krankheit ist keine psychische Krankheit!* Leider passiert es relativ häufig, dass man Patienten, die unter einer HIT leiden, unterstellt, sie seien wehleidig und überängstlich. Genau dieser Vorwurf hilft in diesem Fall überhaupt nicht. Im Gegenteil, solche Bemerkungen erzeugen noch zusätzlichen Stress, der wiederum den Histaminspiegel erhöhen kann. Wichtig für die Betroffenen ist hingegen, dass sie ernst genommen werden. Die Krankheit an sich ist schon schwer genug zu tragen und erfordert ein großes Maß an Geduld, Selbstbeherrschung und Disziplin. Da sie leider noch wenig bekannt und kaum erforscht ist, sehen sich die Kranken immer wieder mit der Situation konfrontiert, sich erklären und verteidigen zu müssen. Das ist einer der Gründe, weshalb ich mich entschieden habe, meine Erfahrungen im vorliegenden Buch festzuhalten. Diese Krankheit muss aus ihrem Schattendasein herausgeholt und bekannt gemacht werden. Jedwede Tabuisierung muss unterbleiben.

Ich wünsche mir, dass das Buch nicht nur von Erkrankten gelesen wird, sondern auch von deren Familienangehörigen und Freunden und vielleicht sogar von manchem Arzt. Es kann nicht sein, dass Forschungen nur deshalb nicht vorangetrieben werden, weil sie angeblich zu teuer sind im Verhältnis zu der angeblich geringen Anzahl der Betroffenen. Diese Krankheit breitet sich immer mehr aus. Was wird sein, wenn es in einigen Jahren nicht mehr wie heute ein oder zwei Prozent der Bevölkerung sind, die darunter leiden, sondern wesentlich mehr? Dann wird die Geschichte wirklich teuer. Denn wer stark von dieser Krankheit betroffen ist, wird irgendwann nicht mehr allzu leistungsfähig sein. Abgesehen davon ist jeder Einzelne, der unter einer schweren HIT leidet, einer zu viel.

Bevor ich Ihnen meine Krankengeschichte erzähle, möchte ich all denen, die erst seit kurzem von einer HIT betroffen sind, Mut machen. Diese Krankheit ist in manchen Fällen heilbar. Ich habe eine junge Ärztin kennengelernt, die schwer erkrankt war und nach mehrwöchiger strenger Diät ganz genesen ist und problemlos alle Nahrungsmittel wieder verträgt. Es gibt aber auch die Patienten, bei denen man mit geeigneten Maßnahmen zwar eine Besserung erreichen kann, aber eben keine Heilung. Leider sieht es so aus, als hätte ich genau diese Form. Aber wer weiß, vielleicht gibt es ja auch irgendwann neue Erkenntnisse, wie man diese Form der HIT heilen kann.

Drei HIT-Patienten geben Auskunft

Ich habe drei HIT-Patienten dieselben Fragen gestellt und darauf die folgenden Antworten erhalten:

Angelina

Wann hat die HIT bei Ihnen begonnen? Waren Sie schon von klein auf krank?	*Bei mir hat die HIT schleichend angefangen. Als Baby war ich noch gesund und bekam erst später Beschwerden.*
Seit wann ist die HIT bei Ihnen akut ausgebrochen?	*Sie ist im Alter von 11 Jahren extrem ausgebrochen.*
Wie alt sind Sie?	*17 Jahre.*
Nehmen Sie regelmäßig ein Antihistaminikum ein oder nur im Bedarfsfall?	*Ja, das Antihistaminikum nehme ich regelmäßig. Im Bedarfsfall muss ich auch noch Cortison einnehmen.*
Falls Sie regelmäßig ein Antihistaminikum einnehmen. Vertragen Sie es immer noch oder mussten sie schon das Präparat wechseln?	*Ich musste schon zweimal wechseln; zuerst nahm ich Cetirizin, dann musste ich auf Fenistil umsteigen, und inzwischen nehme ich Aerius regelmäßig ein.*
Welche Medikamente gegen die HIT nehmen Sie ein? (z. B. Daosin)	*Antihistaminikum, Cortison, kein Daosin.*
Bekamen Sie Behandlungen gegen HIT?	*Ja.*

Wenn ja, welche?	*Schonkost, Aufbaukosttherapie, Eigenblut-therapie, Neo-Cate-Nahrung.*
Konnten Sie daraufhin eine Verbesserung feststellen?	*Auf die Eigenbluttherapie ja, sonst nein. Seit einer Mandelentfernung geht es mir besser, vor allem sind die allergischen Reaktionen schwächer geworden. Ich bin nicht mehr so oft krank.*
Ist Ihrer Meinung nach die Krankheit in Ärztekreisen inzwischen genügend bekannt oder nicht?	*Nein, die Krankheit ist so gut wie unbe-kannt.*
Wie oft haben Sie schon die Erfah-rung gemacht, dass Ärzte Sie mit Ihrer Krankheit nicht ernst nahmen?	*Öfter. Vor allem mein ehemaliger Kinderarzt und ein zweiter Arzt in der Kinderklinik Tübingen, welcher meinte, ich sei ein „Hypo-chonder". Ansonsten denke ich eher, dass es die Überforderung bzw. Ratlosigkeit war, die einige Ärzte zu der Behauptung führte, dass es eine psychische Krankheit sei.*
Wie kommen Sie in der Gesellschaft mit der HIT zurecht?	*Inzwischen sehr gut, ich habe immer mein Notfallmäppchen dabei, und meine Freunde, Familie und auch Klassenkameraden sowie Lehrer wissen darüber Bescheid. Ich denke, wenn man mit diesem Thema selber offen umgeht, wird es auch ziemlich locker ange-nommen.*
Hatten Sie schon einmal einen anaphy-laktischen Schock?	*Ja, einmal (vor 4 Jahren). Seither nicht mehr (zum Glück!!!), da auch die allergischen Reaktionen langsam schwächer werden.*
Bekommen Sie Anfälle, die in diese Richtung gehen?	*Ja.*

Wie wurde die HIT bei Ihnen diagnostiziert?	*Durch einen allergischen Schock, der anschließend chronische Atemnot und Nahrungsmittelunverträglichkeiten und Nesselsucht (Urtikaria) auslöste. Anschließend wurde in der Kinderklinik der Uniklinik Tübingen nachgeforscht und HIT diagnostiziert.*
Welche Symptome haben Sie, wenn Sie etwas Falsches gegessen, Stress oder andere Auslöser haben?	*Extremen Schwindel, Hautausschläge (Nesselsucht), Schwellungen am ganzen Körper (meist sind auch Atemwege betroffen), manchmal Atemnot, Bauchschmerzen oder/ und Verdauungsprobleme. (Allgemein bin ich anfälliger, krank zu werden)*
Wie lange dauert es ungefähr, bis Sie auf einen Histaminauslöser reagieren?	*Das ist je nach allgemeiner Verfassung und Histaminauslöser (Nahrung, Hitze ...) sehr unterschiedlich, dauert aber grundsätzlich nie länger als 15 Minuten.*
Wie viele Lebensmittel vertragen Sie schätzungsweise?	*Ohne Antihistaminikum ca. 15-20; es kommt darauf an, ob ich in einer guten oder schlechten Phase bin.*
Gibt es Lebensmittel, die Sie jahrelang vertragen haben und plötzlich nicht mehr vertragen?	*Ja, Tomaten auf jeden Fall (ansonsten ist es schwer zu sagen).*
Was sind bei Ihnen die schlimmsten Auslöser für eine Histaminausschüttung?	*Hitze und psychischer Stress.*
Was hätten Sie sich von den Ärzten gewünscht?	*Dass sie auch sehr junge Patienten ernst nehmen.*

Tobias

Wann hat die HIT bei Ihnen begonnen? Waren Sie schon von klein auf krank?	*Die Diagnose habe ich seit ca. fünf Jahren. Ab meinem 14. Lebensjahr machten sich die ersten Symptome bemerkbar, die im Laufe der Zeit immer schlimmer wurden. Soweit ich mich erinnere, hatte ich als Kind keine Probleme mit der HIT. Je älter ich wurde, desto häufiger litt ich unter immer schwereren Reaktionen auf Auslöser. Ich hatte eine wahre Odyssee hinter mir, als ich endlich einen Arzt fand, der mir helfen wollte und deshalb nicht aufgab. Er stellte dann auch endlich die richtige Diagnose.*
Seit wann ist die HIT bei Ihnen akut ausgebrochen?	*Ich denke, das war eher ein schleichender Prozess. Wie oben beschrieben begannen die Beschwerden im Alter von 14 Jahren, wurden dann aber über die Jahre immer schlimmer und unangenehmer. Die letzten Jahre vor der Diagnose waren schon ausgesprochen unangenehm.*
Wie alt sind Sie?	*30 Jahre.*
Nehmen Sie regelmäßig ein Antihistaminikum ein oder nur im Bedarfsfall?	*Nur im Bedarfsfall. Ich habe immer Tabletten mit dabei, aber da ich inzwischen meine Intoleranzen recht gut kenne, musste ich es bis jetzt nicht benutzen. Man isst halt außerhalb des eigenen Hauses nur das, von dem man weiß, dass man es auch essen kann. Aber es ist auf jeden Fall gut, zu wissen, dass man im Notfall das richtige Medikament dabei hat.*

Falls Sie regelmäßig ein Antihistaminikum einnehmen. Vertragen Sie es immer noch oder mussten sie schon das Präparat wechseln?	*Ich habe ganz selten mal eine Reaktion auf Medikamente. Meistens vertrage ich diese ohne Probleme.*
Welche Medikamente gegen die HIT nehmen Sie ein? (z. B. Daosin)	*Daosin nach Bedarf, wenn ich etwa ausgehe oder mich mit Freunden treffe und zumindest ansatzweise mal nicht darauf achten möchte, was ich esse. Ansonsten nichts, weil ich denke, man sollte besser lernen mit der Krankheit umzugehen, als die Beschwerden mit Medikamenten zu unterdrücken.*
Bekamen Sie Behandlungen gegen HIT?	*Ja.*
Wenn ja, welche?	*Darmsanierung und Vitaminpräparate.*
Konnten Sie daraufhin eine Verbesserung feststellen?	*Nein. Weder beim einen noch beim anderen.*
Ist Ihrer Meinung nach die Krankheit in Ärztekreisen inzwischen genügend bekannt oder nicht?	*Kaum. Von den meisten wird man immer noch sehr scheel angeschaut, wenn man die HIT erwähnt. Entweder kennen sie die Krankheit gar nicht und sind im besten Fall aufgeschlossen. Die meisten kennen sie aber gar nicht, interessieren sich nicht dafür oder haben schon mal davon gehört und halten das Ganze für eine Art psychische Erkrankung. Man muss also leider wirklich Glück haben, dass man den richtigen Arzt findet.*

Wie oft haben Sie schon die Erfahrung gemacht, dass Ärzte Sie mit Ihrer Krankheit nicht ernst nahmen?	*Meiner Erfahrung nach wissen ungefähr 80 % der Ärzte mit dieser Krankheit nichts anzufangen. Zum Glück findet man immer wieder auch engagierte interessierte Ärzte, die entweder die Krankheit kennen oder sich mit den Symptomen auseinandersetzen und versuchen, auf diese Weise zu einer Diagnose zu gelangen. Ohne diese wären wir HIT-Patienten aufgeschmissen. Es ist frustrierend, dass diese Krankheit auf so viel Desinteresse stößt. Durch eine bessere Aufklärung der Ärzte könnte man vielen Betroffenen einen jahrelangen Leidensweg ersparen.*
Wie kommen Sie in der Gesellschaft mit der HIT zurecht?	*Inzwischen besser als früher. Das liegt natürlich auch daran, dass sich das eigene Gefühl ändert, wenn man weiß, was man tun kann und was man hat. Ich versuche einfach, so normal wie möglich damit umzugehen, niemandem etwas aufzuzwingen und die Krankheit aber auch nicht zu verstecken. Ich habe sie halt und sie ist für mich ja schon fast Normalität. Man sollte versuchen, in allem auch immer etwas Positives zu finden. Ich denke, dadurch wird es leichter, mit so einer schwierigen Situation umzugehen.*
Hatten Sie schon einmal einen anaphylaktischen Schock?	*Ich war einmal kurz davor, ganz am Anfang, kurz nach der Diagnose. Ich habe mir dann geschworen, dass das nie wieder passieren wird und ich mich informiere, wie die Krankheit abläuft, was ich essen kann und wie viel. Und bis jetzt war ich erfolgreich.*

Bekommen Sie Anfälle, die in diese Richtung gehen?	*Das habe ich früher häufiger gehabt; in den letzten Jahren aber zum Glück kaum noch, oder nur noch sehr schwach.*
Wie wurde die HIT bei Ihnen diagnostiziert?	*Durch einen Bluttest mit niedrigem DAO-Wert und einer Mischung aus Eliminationsdiät und Provokationstest.*
Welche Symptome haben Sie, wenn Sie etwas Falsches gegessen, Stress oder andere Auslöser haben?	*Mein Gesicht wird rot und ich bekomme Bauchkrämpfe, die extrem schmerzhaft sind und stundenlangen Durchfall.*
Wie lange dauert es ungefähr, bis Sie auf einen Histaminauslöser reagieren?	*Das scheint bei mir unterschiedlich und je nach Lebensmittel/Produkt anders zu sein. Aber bei den meisten Auslösern dauert es einige Stunden bis zu einer Reaktion. Nur wenige Produkte erzeugen minutenschnelle Reaktionen. Und auch Stress spielt dabei eine Rolle.*
Wie viele Lebensmittel vertragen Sie schätzungsweise?	*Das ist schwer zu sagen. Ich habe ca. 50 Lebensmittel auf meiner Liste und teste immer weiter. Die Liste mit den Nahrungsmitteln, die ich nicht vertrage, ist leider bedeutend länger, als die mit den verträglichen. Das wird wohl bei allen HIT-Patienten so sein.*
Gibt es Lebensmittel, die Sie jahrelang vertragen haben und plötzlich nicht mehr vertragen?	*Nein, so einen Wandel habe ich bis jetzt zum Glück noch nicht erlebt.*
Was sind bei Ihnen die schlimmsten Auslöser für eine Histaminausschüttung?	*Meeresfrüchte, Hefeextrakt, Zusatzstoffe, Sojaprodukte, Bier, Dinkel, Hülsenfrüchte.*

Melanie

Wann hat die HIT bei Ihnen begonnen? Waren Sie schon von klein auf krank?	*Ab 2002 schleichender Beginn. Ab 2005 extreme Unverträglichkeiten. Als Kind war ich gesund und konnte alles essen.*
Seit wann ist die HIT bei Ihnen akut ausgebrochen?	*Akut seit 2005 nach mehrfacher Antibiotikaeinnahme.*
Wie alt sind Sie?	*Ich bin 32 Jahre alt. Zu Beginn der Erkrankung war ich 21 Jahre und in der schlimmsten Phase war ich 24 Jahre alt.*
Nehmen Sie regelmäßig ein Antihistaminikum ein oder nur im Bedarfsfall?	*Nein, ich nehme nichts regelmäßig ein.*
Falls Sie regelmäßig ein Antihistaminikum einnehmen. Vertragen Sie es immer noch oder mussten sie schon das Präparat wechseln?	
Welche Medikamente gegen die HIT nehmen Sie ein? (z. B. Daosin)	*Antihistaminikum ja, Cortison brauche ich in guten Phasen nicht regelmäßig.*
Bekamen Sie Behandlungen gegen HIT?	*Ich habe viele alternative Heilmethoden ausprobiert.*

Wenn ja, welche?	*Mehrere Jahre habe ich Darmaufbaumittel genommen; Mykotherapie (die Präparate sind in Deutschland nicht als Heilmittel zugelassen). Besonders geholfen hat mir die Darmsanierung auf Anweisung eines italienischen Arztes und die Behandlung mit Akupunktur.*
Konnten Sie daraufhin eine Verbesserung feststellen?	*Ich fühle mich heute so gut wie seit zehn Jahren nicht mehr.*
Ist Ihrer Meinung nach die Krankheit in Ärztekreisen inzwischen genügend bekannt oder nicht?	*Nein. Leider wissen immer noch sehr wenige Ärzte über diese Krankheit Bescheid.*
Wie oft haben Sie schon die Erfahrung gemacht, dass Ärzte Sie mit Ihrer Krankheit nicht ernst nahmen?	*Meistens wurde ich nicht ernst genommen und in die „Psycho-Ecke" geschoben. Obwohl ich fast nichts mehr essen konnte, wurde ich mit meinen Problemen allein gelassen und erfuhr kein Verständnis.*
Wie kommen Sie in der Gesellschaft mit der HIT zurecht?	*Ich hatte einige Bekannte, die mit der Krankheit umgehen konnten. Viele zeigten kein Verständnis, hielten mich für verrückt und belächelten mein Verhalten.* *In Restaurants hatte ich Probleme. Ich ließ Mineralwasser zurückgehen, weil ich die Zitrone, die darin lag, nicht vertrug. In der Küche wurde sie herausgefischt und das Getränk wurde mir wieder serviert. (Das war am Geruch unschwer zu erkennen). In den Lebensmittelgeschäften ist das Personal leider bezüglich Nahrungsmittelintoleranzen nicht geschult. Das bringt beim Einkaufen Probleme mit sich.*

Hatten Sie schon einmal einen anaphylaktischen Schock?	*Nein.*
Bekommen Sie Anfälle, die in diese Richtung gehen?	*Nein.*
Wie wurde die HIT bei Ihnen diagnostiziert?	*Über einen Bluttest in Italien. In Deutschland wurde mir der Test nicht angeboten. Vermutlich weil niemand an eine HIT dachte. Die Therapien in Italien habe ich komplett selbst bezahlt.*
Welche Symptome haben Sie, wenn Sie etwas Falsches gegessen, Stress oder andere Auslöser haben?	*Ich litt unter sehr massiven Symptomen: halbstündliches Erbrechen und Durchfall. Beides dauerte bis zu zwei Tagen. Außerdem bekam ich Kopf und Bauchschmerzen, Hautausschläge, Schwindel und ein extremes Schwächegefühl. Manchmal dauerte es eine Woche, bis mein Zustand wieder erträglich war.*
Wie lange dauert es ungefähr, bis Sie auf einen Histaminauslöser reagieren?	*Ich habe innerhalb von Minuten darauf reagiert.*
Wie viele Lebensmittel vertragen Sie schätzungsweise?	*Zu meinen schlimmsten Zeiten habe ich nur zwei Lebensmittel vertragen: Reis und Fleisch. Ein ganzes Jahr habe ich mich nur davon ernährt. Inzwischen vertrage ich wieder alles, außer reiner Milch.*
Gibt es Lebensmittel, die Sie jahrelang vertragen haben und plötzlich nicht mehr vertragen?	*Ich habe 21 Jahre alles vertragen. Nach extrem vielen Behandlungen mit Antibiotika war meine Darmschleimhaut extrem geschädigt und ich habe fast nichts mehr vertragen. Nach den alternativen Therapien vertrage ich fast wieder alles.*

Was sind bei Ihnen die schlimmsten Auslöser für eine Histaminausschüttung?	*Am schlimmsten waren Thunfisch aus der Dose, Hefe, Sauerkraut, Käse.*
Was hätten Sie sich von den Ärzten gewünscht?	*Ich hätte mir gewünscht, dass ich ernst genommen werde und dass ein Arzt mir ehrlich sagt, wenn er mit den Symptomen nichts anfangen kann; mich eventuell an einen Spezialisten überweist. Wünschenswert wäre es außerdem, dass wir Patienten nicht „heimlich" alternative Heilmethoden ausprobieren müssen, sondern ehrlich darüber sprechen können. Auch ein Hinweis darauf, dass ein Antibiotikum die Darmflora schädigen kann und dass nach Beendigung der Therapie eventuell ein Darmaufbaupräparat sinnvoll sein könnte, wäre für den Patient hilfreich.* *Auch die Pharma- und Nahrungsmittelindustrie hat hier großen Nachholbedarf. Wir Patienten würden es begrüßen, wenn die Pharma- und die Nahrungsmittelindustrie ihre Produkte besser kennzeichnen würde. So müssen wir oft mühsam suchen, ob Inhaltsstoffe enthalten sind, die wir nicht vertragen. Auch kleinste Spuren gehören aufgelistet.*

Die Antworten der Patientin Melanie zeigen, dass eine HIT auch wieder abheilen kann. Das ist tröstlich für viele, die auf Heilung hoffen.

Die Antworten der Patienten zeigen aber auch, wie unterschiedlich die Beschwerden sein können. Bei Tobias beschränken sich die Symptome in erster Linie auf den Bauchbereich, dafür aber sehr stark. Bei Angelina und Melanie sind eine ganze Reihe anderer

Beschwerden dabei, die bei Angelina sogar manchmal bis zu Atemnot führen.

Auffallend ist vor allem, dass alle drei feststellten, dass diese Krankheit vielen Ärzten noch gänzlich unbekannt ist und sie darunter litten, dass man sie dann in die Ecke „Hypochonder" schob. Deshalb habe ich dieses Buch geschrieben.

Welche Rolle spielt die Ernährung?

Wie bereits erwähnt, enthalten Nahrungsmittel, die einem starken Reifungs- bzw. Gärungsprozess unterliegen, besonders viel Histamin. Dazu zählen zum Beispiel Sauerkraut, gereifter Käse, Essig etc. Dass diese Nahrungsmittel in der Ernährung von HIT-Patienten also nichts zu suchen haben, ist relativ schnell klar.

Diejenigen Lebensmittel, welche viel Histamin enthalten, kann man ja noch auswendig lernen. Da es aber wie gesagt auch noch die Histamin-Liberatoren gibt, nach deren Genuss der Körper ebenfalls Histamin freisetzt, wird es bei der Suche nach geeigneten Lebensmitteln schon schwieriger. Die Symptome, die solche Nahrungsmittel auslösen können, sind ebenso unangenehm und manchmal auch gefährlich wie diejenigen, die durch Genuss von Lebensmitteln der ersten Gruppe entstehen können. Das macht die Ernährung so kompliziert.

Man muss sich die entsprechenden Listen besorgen und genau anschauen und sich ein Nahrungsmittel nach dem anderen von der „Erlaubt-Liste" vornehmen und ausprobieren. Ich handhabe das inzwischen so, dass ich mir drei Listen unterschiedlicher Herkunft vornehme und zuerst einmal die Nahrungsmittel ausprobiere, die auf allen dreien erlaubt sind. Wenn man die genannten „erlaubten" Nahrungsmittel alle verträgt, kann man schon einen großen Fortschritt verzeichnen.

Je nach Intensität der Krankheit müssen Sie aber damit rechnen, dass das Ausprobieren sehr lange dauern kann. Obwohl es mir schon viel besser geht als vor vier Jahren, stehen für mich auf der „Erlaubt-Liste" noch eine Menge Nahrungsmittel, die ich nicht vertrage. Mit

Geduld werde ich das Spektrum der für mich verträglichen Lebensmittel hoffentlich noch weiter ausbauen können. Aber auch noch so gute Listen können nicht berücksichtigen, wie Sie als Einzelner auf das jeweilige Nahrungsmittel reagieren. Das bedeutet, dass Sie beim Ausprobieren bei jedem Versuch äußerst vorsichtig vorgehen müssen. Am besten anfangs nur ein winziges Löffelchen voll. Wenn das klappt, kann man die Mengen in den darauf folgenden Tagen langsam steigern. Leider kann man sich trotzdem nicht darauf verlassen, dass das bei jedem auf gleiche Art und Weise funktioniert. Außerdem bitte niemals mehrere Lebensmittel gleichzeitig testen!

Ganz wichtig im gesamten Umgang mit Lebensmitteln ist für Patienten, dass alle Nahrungsmittel immer ganz frisch sein sollten, also frei von Reifungs- oder Verderbniserscheinungen. Die Frische lässt sich auch einige Zeit gewährleisten, wenn Lebensmittel sofort nach deren Erhalt tiefgefroren werden. Auf keinen Fall sollten Sie mit Nahrungsmitteln experimentieren, die vor dem Erhalt schon einige Zeit aufbewahrt wurden. Je nach Art des Nahrungsmittels reicht unter Umständen eine relativ kurze Zeit, um Verderbnisprozesse einsetzen zu lassen, auch wenn diese äußerlich noch nicht erkennbar sind.

Damit Ihnen die Unterscheidung und die Suche nach entsprechenden Angaben leichter fallen, habe ich im Folgenden einiges zusammengestellt, was sich zumindest in meinem persönlichen Fall als richtig herausgestellt hat:

Histaminarme Nahrungsmittel

- *Fleisch*: Rind-, Kalbfleisch, Geflügel (gerade bei Fleisch gilt: alles immer ganz frisch zubereiten!!)

- *Obst*: Heidelbeeren, Cranberrys, Preiselbeeren, Sanddorn, Kirschen, Aprikosen, Melonen, Brombeeren, Holunder

- *Gemüse*: Zucchini, frische Gurken, Spargel, Brokkoli, Mais, Karotten, Kartoffeln, Zwiebeln, Radieschen, Kohl, grüner Salat

- *Getreide/Getreideersatz:* Hirse, Reis, Haferflocken, Roggen, Dinkel, Mais

- *Getränke:*
Rooibostee und Ingwerwasser (getrockneter Ingwer, mit kochendem Wasser übergossen) bzw. Ingwertee (zur Not auch als Teebeutel erhältlich). Bei Säften gehen die Meinungen auseinander. Manche warnen davor, überhaupt Säfte zu trinken. Ich vertrage: Kirsch-, Brombeer- und Holunder-Muttersaft. Außerdem Sanddorn-, Sauerkirsch-, Heidelbeer- und Cranberry-Vollfrucht aus dem Reformhaus. Auch hier gilt: nur frisch trinken und alles stark verdünnt. Bei den Muttersäften nehme ich ca. 60 g auf ein Glas Wasser und bei Vollfrucht 2–4 Esslöffel. Den Rest gefriere ich sofort in Portionen ein (am besten in Eiswürfelbehältern).

Histaminreiche Nahrungsmittel und Liberatoren

- *Fleisch:* geräucherte Wurst- und Fleischwaren, Schinken, Schweinefleisch, abgehangenes Fleisch

- *Fisch:* die meisten Fischprodukte und Meeresfrüchte

- *Gemüse, Obst:* Avocado, Sauerkraut, Tomaten, Hülsenfrüchte, Spinat, Tomaten

- Ananas, Bananen, Erdbeeren, Himbeeren, Pflaumen, Kiwi, Birnen, Zitrusfrüchte, Nüsse

- Eiweiß

- eingelegte Gemüse (Essiggurken, Pusztasalat etc.)

- *Getreide:* Weizen, Hefe(extrakt)

- Nüsse aller Art

- Nahrungsmittel, die in Glas oder Dose eingelegt sind

- Soja, Schokolade

- Bier, Wein

Diese Aufzählungen sind mit Sicherheit nur ein kleiner Auszug, aber für die erste Zeit nach Erhalt der Diagnose eine wichtige Richtschnur. Im Lauf der Zeit findet man immer wieder Listen, welche Nahrungsmittel enthalten, die hier noch nicht erwähnt wurden. Und noch einmal zur Sicherheit: Denken Sie daran, vorsichtig zu testen. Was mir bekommt, muss Ihnen noch lange nicht gut tun und umgekehrt.

Zumindest während der ersten Wochen (oder sogar Monate) nach Erhalt der Diagnose ist es wichtig, ein Ernährungsprotokoll zu führen. Damit kann man auch später noch nachvollziehen, auf welche Nahrungsmittel oder Medikamente der Körper reagiert hat. So kann man diese Auslöser meiden und erhält im Laufe der Zeit einen guten Überblick über die verträglichen Nahrungsmittel. Eventuell findet sich sogar ein bestimmtes „Muster". Wichtig ist die Liste natürlich auch für den behandelnden Arzt und den Ernährungsberater, der gegebenenfalls Mineralstoffe und Vitamine verabreichen kann, die in dieser Situation häufig zugeführt werden müssen.

In den meisten Fällen wird dem Patienten eine vier- bis sechswöchige Eliminationsdiät verordnet, um herauszufinden, ob die Symptome sich in dieser Zeit verbessern. Eliminationsdiät bedeutet, dass keine Nahrungsmittel gegessen oder getrunken werden dürfen, die Histamin oder andere biogene Amine enthalten. Meine Diät sah so aus: Reis in jeder Form (also Reiswaffeln, Reisnudeln, Reis), ganz frisches Rind- oder Kalbfleisch (gedünstet) und Brokkoli. Mehr habe ich sowieso nicht vertragen. Manche Patienten vertragen statt Reis und Brokkoli besser Kartoffeln und Zucchini (auch hier gilt: immer ganz frisch zubereiten!). Danach beginnt der schrittweise Aufbau. Das bedeutet, man muss anfangen zu testen, was man verträgt und was nicht. Hierzu findet man Listen im Internet. Besonders ausführlich und gut wird meiner Meinung nach bei *http://www.symptome.ch* informiert und auf *http://www.libase.de*. Natürlich gibt es auch andere gute Plattformen. Ich kann hier nur über die schreiben, die ich besser kenne und die ich mit meinem Arzt besprochen habe.

Bei dieser Krankheit ist es ungemein wichtig darauf zu achten, was der eigene Körper einem sagt. Wenn Ihnen ein Mitpatient erklärt, dass er überhaupt kein Problem hat mit Quark, sie aber spüren, dass er Ihnen nicht gut bekommt, dann lassen Sie bitte die Finger davon. Jeder Mensch reagiert anders und gerade bei dieser Krankheit gibt es nichts, was es nichts gibt. Es gibt Menschen, die bekommen lediglich nach dem Genuss von Rotwein oder Käse Kopfschmerzen. Das hängt auch mit dem Histaminhaushalt zusammen, hat aber nichts gemein mit einer schweren HIT. Hier gibt es große Unterschiede. Die einen werden schwach und essen sogar hin und wieder eine Pizza (was ich bei einer schweren HIT nie riskieren würde), auch wenn sie hinterher drei Tage Probleme haben. Andere lägen in diesem Fall schon in der Klinik. Also achten Sie darauf, was Ihnen gut bzw. nicht gut tut und entscheiden Sie sich entsprechend.

Vergessen Sie nicht: die HIT kann auch sehr gefährlich werden. Wenn Sie sich aber an die Nahrungsmittelpläne halten, können Sie die Gefahr zumindest minimieren. Dass es trotzdem hin und wieder einmal zu einem Anfall kommt, scheint bei dieser Krankheit unvermeidlich zu sein (bei mir verläuft so ein Anfall in erster Linie in Form von Herzrasen, Darmkrämpfen und evtl. Durchfällen, Schüttelfrost und ziemlich starkem Wasserverlust). Wenn man aber weiß, dass man keine gravierenden Fehler gemacht hat und dass der Körper im Moment einfach „überreagiert", verliert man nach und nach die Angst. Wichtig ist, dass Sie mit Ihrem Arzt sprechen, ob er Ihnen ein Antihistaminikum verschreibt, das sie im Notfall einnehmen können.

Bis zum Jahr 2009 kannte ich den Ausdruck „Histamin-Intoleranz" überhaupt nicht und wäre deshalb auch nie auf die Idee gekommen, dass viele Beschwerden, die ich in früheren Jahren hatte, mit hoher Wahrscheinlichkeit schon mit dieser Krankheit zusammenhingen. Erst als aus meinem Körper buchstäblich „die Sicherung herausfliegt" und ich mich plötzlich in einem unerklärlichen und beunruhigenden Zustand befinde, beginne ich mich mit diesem Thema zu befassen. Es geht mir im Laufe der Zeit immer schlechter. Anfälle (mit den oben beschriebenen Symptomen) machen mir zu schaffen, vor allem nachts. Je mehr ich über die Krankheit erfahre, desto klarer wird mir, dass ich zurzeit ein sehr unsicheres Leben führe. Nahrungsmittel, und vor allem Medikamente, die ich eigentlich dringend bräuchte, kann ich nicht mehr vertragen. Da kommt mir der Gedanke: *Ich führe momentan ein Leben wie auf dem Hochseil – aber ohne Netz und doppelten Boden.*

Nachdem ich mich über die Krankheit informiert habe, hoffe ich anfangs sehr, dass es sich *nicht* um eine Histamin-Intoleranz handelt. Drei Jahre später, als sich immer mehr herauskristallisiert, dass ich zusätzlich zu den Lebensmitteln auch verstärkt auf äußere Reize wie Kälte, Wärme, Gerüche u. a. wie auch auf psychische Reize und Stress reagiere, vermuten nun meine Ärzte, dass bei mir auch eine systemische Mastozytose bzw. ein Mastzellenaktivierungssyndrom besteht. Jetzt wäre ich froh, wenn es „nur" bei der Diagnose Histamin-Intoleranz geblieben wäre. Ganz deutlich wurde es mit dem Stress, als wir letztes Jahr auf der Fahrt in die Klinik einem Geisterfahrer begegneten und nur um Haaresbreite einem Unfall entkamen. Interessant war, dass mein Mann nach ein paar Minuten meinte, dass sein Herzschlag wieder normal sei, während mein Puls immer noch wie verrückt hämmerte. Durch das ausgeschüttete Histamin war der Körper in extremer Aufruhr. Nach einer Weile wirkte das Antihistaminikum und nahm dem Ganzen die Spitze. Zum Glück waren wir zehn Minuten später in der Klinik angelangt, wo mein Arzt mir noch weiter helfen konnte.

In den Mastzellen – dies sind die Zellen, die im Bindegewebe vorkommen und zum Immunsystem gehören – wird das Histamin gespeichert. Im Falle der Mastozytose besitzt man zu viele Mastzellen und beim Mastzellenaktivierungssyndrom sind die Mastzellen nicht so stabil. Schon durch geringe Anlässe und Reize werden sie derart irritiert, dass sie das Histamin freisetzen. Wie dem auch sei, in jedem Fall ist die Folge, dass der Organismus mit Histamin überhäuft wird, das dann die Symptome auslöst. Da die Behandlung von Histamin-Intoleranz und Mastozytose bzw. Mastzellenaktivierungssyndrom mehr oder weniger identisch ist, und die Mastozytose sehr selten auftritt, habe ich mich entschieden, die Mastozytose in diesem Buch nur am Rande zu erwähnen. Man unterscheidet zwei Arten dieser Krankheit: Die Mastozytose, die in erster Linie die Haut befällt, aber auch andere Organe mit beeinträchtigen kann, und die systemische Mastozytose, die in erster Linie Organe befällt, aber sich auch auf der Haut bemerkbar machen kann. Ich habe die systemische Mastozytose, die sich bei mir in erster Linie in Herz/Kreislauf- und Magen/Darmbeschwerden äußert, was das „normale" Leben empfindlich stört. Trotzdem bin ich dankbar, dass ich heute an einem Punkt bin, an dem ich sagen kann: „Ich genieße und liebe das Leben. Trotzdem!"

Ernährungstipps

Hier stelle ich die Nahrungsmittel vor, die ich vertrage oder die ich in den letzten vier Jahren zumindest zeitweise vertragen habe. Gleichzeitig werde ich ein paar Rezepte nennen, um anderen HIT-Patienten in der Anfangsphase eine kleine Starthilfe zu geben. Wichtig ist generell, sich bei allen abgepackten Lebensmitteln genau über die Inhaltsstoffe zu informieren. Sehr häufig findet man unerwünschte Zusatzstoffe und muss das Lebensmittel wieder ins Regal zurückstellen. Ganz besondere Vorsicht ist geboten, wenn es heißt „das Produkt kann Spuren von … enthalten", denn leider dürfen wir viele der Stoffe, die in Spuren vorkommen, nicht verzehren. Aber keine Sorge, auch hierbei bekommt man mit der Zeit Routine und das Durchlesen dauert dann nur noch ein paar Sekunden.

Getreide und Backwaren

Dinkelprodukte

Bei Dinkel gibt es eine recht gute Auswahl. Ich konnte in der ersten Zeit noch Dinkel in größeren Mengen verzehren; das hat sich aber leider geändert und heute vertrage ich nur noch hin und wieder etwas Dinkelbrei. Vielleicht haben Sie ja mehr Glück und können das ganze Programm essen. Das wäre eine schöne Aufwertung Ihrer Ernährung.

- *Dinkelbrei* für Babys (im Reformhaus).

- *Dinkelwaffeln:*
  Bis jetzt habe ich sie nur im Internet gefunden. Sie sehen im ersten Moment aus wie Reiswaffeln, sind aber bei genauerem Hinsehen etwas dunkler und haben kleine braune Einschlüsse. Geschmacklich sind sie etwas herzhafter als Reiswaffeln und schmecken mit meiner Margarine noch besser.
  Es gibt auch kleine ungezuckerte Kekse. Ich finde, sie schmecken lecker. Natürlich darf man in diesem Fall nicht von gesunden Menschen ausgehen, die alles essen dürfen. Für mich, in der eingeschränkten Situation, waren sie traumhaft. Dass ich sie inzwischen nicht mehr vertrage, empfinde ich als echten Verlust und mir fehlt das leckere Knabbern zwischendurch.

- *Dinkelgrieß:*
  Dinkelgrießbrei schmeckt ein bisschen würziger als der herkömmliche aus Weizen. Wenn Sie Zucker vertragen, können Sie ihn abwechselnd süß oder gesalzen essen. So ist schon wieder etwas Abwechslung im Speisezettel. Falls Sie mit einem Darmpilz Probleme hatten oder haben, sollten Sie den Zucker aber weglassen.

- *Dinkelnudeln* oder -Spaghetti:
  Beides wird von verschiedenen Herstellern angeboten und schmeckt genauso gut wie die herkömmlichen Weizennudeln.

- *Dinkelflocken*
  Kleinblatt: Dinkelflocken verwendet man genauso wie Haferflocken. Man kann sie ungekocht genießen, indem man sie mit Milch (falls verträglich), ansonsten mit Wasser übergießt, etwas süßt oder mit Salz versetzt. Salzig schmecken sie etwas nussig. Natürlich kann man Dinkelflocken auch kochen und einen Porridge daraus herstellen. Auch das schmeckt prima, vor allem wenn man noch ein wenig Fett (in meinem Fall Margarine) dazugibt.

- *Vollkorn-Knäckebrot* mit Dinkel:
  Bei solchen „Mischprodukten" muss man aufpassen, da bei deren Verzehr für den Patienten keine saubere Nahrungsmitteltrennung mehr stattfinden kann (eigentlich sollen wir Patienten ja jeden Tag die Nahrung wechseln und erst nach frühestens vier Tagen wieder dasselbe Nahrungsmittel zu uns nehmen). So kann man weitgehend vermeiden, dass der Körper gegen eines der Lebensmittel eine Allergie entwickelt. Das Problem ist allerdings, dass viele von uns Patienten gar nicht so viele Nahrungsmittel zum Abwechseln haben. So kann oft keine vernünftige Trennung eingehalten werden). Im Vollkorn-Knäckebrot mit Dinkel sind Roggenvollkornmehl, Dinkelvollkornmehl und Dinkelflocken verarbeitet. Trotzdem esse ich manchmal davon, da ich so wenige Lebensmittel vertrage, dass ich über jede Abwechslung froh bin. Allerdings genehmige ich mir das höchstens alle vierzehn Tage.

Hirseprodukte

Anfangs fand ich den Geschmack von Hirse etwas befremdlich, da sie fast immer leicht bitter schmeckt. Daran kann man sich aber gewöhnen, zumal sie einige wertvolle Inhaltsstoffe hat. So enthält sie zum Beispiel Zink, Eisen, Silicium (Kieselsäure), Vitamin B1, B2, B6 und Eisen. Das ist für Menschen mit einer starken HIT besonders wichtig, da die Versorgung mit Vitaminen und Spurenelementen durch die eingeschränkte Ernährung ein großes Problem darstellt. Je mehr verträgliche Nahrungsmittel man findet, die diese Versorgung gewährleisten, desto besser. Allerdings muss man sich daran gewöhnen, dass am „Hirsetag" auch andere Nahrungsmittel oft einen leicht bitteren Geschmack bekommen. Besonders fällt mir das auch auf, wenn ich Mineralwasser trinke. Doch im Laufe der Zeit habe ich mich so daran gewöhnt, dass es mich wirklich nicht mehr stört.

- *Goldhirse* (ich nehme die Hirse aus dem Reformhaus):
  Hieraus kann man einen feinen Hirsebrei zaubern. Leider kann ich diesen nur leicht gesalzen essen, aber für diejenigen, die Zucker verwenden können, schmeckt er prima. Als meine HIT noch nicht ausgebrochen war, habe ich ihn mit Rohrzucker und Rosinen sehr gern gegessen.

- *Hirse Knabberbällchen* (auch hier bevorzuge ich Produkte aus dem Reformhaus, weil ich da sicher sein kann, dass keine „Spuren von ..." enthalten sind):
  Die Hirsebällchen eignen sich für den kleinen Hunger zwischendurch. Manchmal nehme ich auf einen Kaffeelöffel etwas Margarine und tauche die Bällchen vor dem Essen kurz darin ein. Das schmeckt noch viel besser. Aber Vorsicht: Die Bällchen nicht direkt in den Margarinetopf tauchen, weil sich sonst zu viele Krümel in dem Topf ansammeln, die dort verbleiben und mit der Zeit „reifen" und somit Histamin bilden. Vor kurzem habe ich noch eine gute Entdeckung gemacht: Man kann die Hirsebällchen auch als Ersatz für Backerbsen verwenden. Ich esse ich sie dann allerdings nach der Hauptmahlzeit, wenn ich noch Rinder- oder Kalbsbrühe übrig habe. Einfach einige Bällchen darin einweichen und dann gleich verzehren. Das schmeckt wirklich lecker.

- *Hirseflocken:*

  Diese Flöckchen sind leider sehr teuer, aber da ich nicht viel Auswahl an Nahrungsmitteln habe, muss ich auch hier in den sauren Apfel beißen … Die Hirseflocken kann man sehr gut ungekocht essen. Bei Verträglichkeit von Milchprodukten kann man diese mit den Flöckchen mischen. Ansonsten geht das auch mit Wasser und Salz/Zucker. Inzwischen habe ich entdeckt, dass man mit Hirseflöckli auch prima backen kann. Das schildere ich dann bei den wenigen Rezepten, die ich anbieten kann, im nächsten Kapitel.

- *Hirsegrieß:*

  Ein Grießbrei aus Hirsegrieß schmeckt vollkommen anders als ein Grießbrei aus Weizen. Ich finde ihn sogar noch aromatischer. Auf alle Fälle ist es eine Möglichkeit, in die Hirseprodukte etwas Abwechslung zu bringen.

- *Hirsebrot* sortenrein (Bäckerei Bulla):

  Das ist ein etwas säuerliches Frischbrot, an dessen Geschmack man sich zuerst einmal gewöhnen muss. Dann schmeckt es aber toll, vor allem mit etwas Fett (Margarine), und ich freue mich immer auf diese Mahlzeiten.

  Der Bäcker verwendet zur Herstellung dieser Frischbrote weder Hefe noch Backpulver, sondern stellt aus dem Getreide eine probiotische Lösung her, mit der er backt. Ich vertrage das hervorragend und bin froh über diese Lösung.

Kamutprodukte

Kamut ist sogenannter Urweizen. Er stammt vermutlich aus dem alten Ägypten und ist ca. 6000 Jahre alt. Da es sich um eine Weizensorte handelt, bin ich sehr skeptisch und probiere ihn sehr vorsichtig. Umso erstaunter bin ich, dass ich ihn prima vertrage. Das funktionierte über ein Jahr sehr gut; dann klappte es mit der Verträglichkeit immer schlechter und heute kann ich ihn leider überhaupt nicht mehr essen. Natürlich hoffe ich, dass ich Kamut nach einer genügend langen Pause wenigstens hin und wieder essen kann. Doch das muss ich erst einmal abwarten. Obwohl Kamut ziemlich unbekannt ist, gibt es doch einige interessante Produkte:

- *Kamutpenne, Kamutspaghetti* (erhältlich in Internet-Shops): Sie schmecken recht aromatisch und ich finde, dass sie ein bisschen an Dinkelnudeln erinnern.

- *Kamut Crispy Crackers* – Knäckebrot: Eine feine Alternative zu Brot.

- *Kamutwaffeln:* Sie sehen ähnlich aus wie Dinkelwaffeln. Allerdings sind die Körner fast doppelt so groß wie Weizen- oder Dinkelkörner.

- *Kamut Vollkorngrieß:* Er wird verwendet wie alle Grießsorten und schmeckt, wie auch die Waffeln, etwas süßlich.

- *Kamutbrot sortenrein* (Allergico-Shop): Das Brot wird, wie die anderen Getreide- bzw. Süßgrassorten, als sortenreines Brot angeboten und enthält ebenfalls keinerlei Zusatzstoffe. Auch hier natürlich ohne Hefe.

Bei den ersten Versuchen mit Kamut sollte man besonders vorsichtig sein. Auch wenn es sich um einen Urweizen handelt, so ist es doch eine Weizensorte und Weizen wird bei einer HIT ja bekanntlich oft schlecht vertragen.

Quinoaprodukte

Quinoa ist ein sogenanntes Pseudogetreide. Als ich zum ersten Mal davon höre, muss ich erst einmal nachschlagen. Es stammt aus Südamerika und enthält besonders viele Mineralien, Nährstoffe und Vitamine. Eine besondere Eigenschaft ist vor allem der hohe pflanzliche Eiweißgehalt. Da Quinoa ebenso wie Hirse und Reis glutenfrei ist, ist es auch für Patienten mit einer Zöliakie geeignet. Ich stelle immer wieder fest, dass mir Getreide und getreideähnliche Produkte, die glutenfrei sind, auch besser bekommen, obwohl ich keine Zöliakie habe. Vermutlich gibt es auch da einen Zusammenhang mit der HIT. Doch wann wir diese Zusammenhänge, die uns umtreiben, einmal erfahren werden, steht in den Sternen. Erst wenn die Forschung sich dem Thema HIT widmet, können solche Unsicherheiten geklärt werden können.

Quinoa ist ein sehr nahrhaftes und gesundes Nahrungsmittel. Es hat aber leider einen Nachteil, der gerade bei unserer Krankheit ein großes Problem darstellt: Quinoa enthält einen hohen Anteil an Saponinen. Das sind bittere Seifenstoffe, die sich unter der Schale befinden, um Schädlinge abzuwehren. Durch das Schälen und Waschen wird ein Teil der Saponine herausgewaschen und das Korn verliert das Bittere. Leider bleiben aber immer noch relativ viele Saponine im Korn enthalten. Und genau diese sind für HIT-Patienten alles andere als gut, da sie die geschädigte Darmschleimhaut noch weiter angreifen können. Als ich das noch nicht weiß, rufe ich bei einer Firma, die Babynahrung verkauft, an und erkundige mich, weshalb es keinen Babybrei mit Quinoa gibt. Daraufhin erklärt mir eine sachkundige, sehr freundliche Ernährungsberaterin genau diesen Umstand. Das bedeutet, dass nicht nur darmgeschädigte Personen vorsichtig mit Quinoa sein müssen sondern auch, dass Babys, deren Darmschleimhaut ja auch noch im Aufbau ist, dieses nicht verzehren sollten. So ein Pech! Da gibt es endlich etwas, das ich von der HIT her prima vertrage und das geschmacklich wirklich interessant ist, und dann so etwas. Ich lasse Quinoa eine ganze Weile weg, doch als die Unverträglichkeiten bei den Getreiden, Süßgräsern und Pseudogetreiden immer stärker werden, entscheide ich mich, wenigstens hin und wieder etwas Quinoa zu mir zu nehmen. Allerdings in Maßen. So gibt es an einem der beiden Hirsetage momentan zusätzlich

- *Quinoa-Blumenbrot:*
  Quinoa-Blumenbrot wird als eine Mischung mit Reis angeboten. Anscheinend kann man es nicht rein aus Quinoa herstel-

len. Sie sehen, das scharfe Abtrennen der einzelnen Getreidesorten ist bei sehr eingeschränkter Nahrungsunverträglichkeit fast nicht möglich. Geschmacklich ist es sehr lecker und erinnert an ein leichtes Knäckebrot.

- *Quinoa Goldkorn:*
  Dieses gibt es von verschiedenen Herstellern. Ich bevorzuge auch hier Produkte aus dem Reformhaus. Inzwischen esse ich es kaum noch, damit ich den Darm nicht mit den Saponinen zu sehr malträtiere. Falls sie es aber dennoch essen möchten, waschen Sie das Korn bitte so lange in einem Sieb aus, bis sich kaum noch Schaum bildet. In diesem Schaum befinden sich die Saponine.

- *Quinoa gepufft:*
  … ist praktisch für unterwegs oder zum Knabbern.

- *Quinoa-Nudeln*
  … sind eine interessante Variante als Beilage.

- *Quinoabrot sortenrein* (Bäckerei Bulla):
  Dieses Brot mag ich sehr gern und genehmige mir im Wechsel mit dem Blumenbrot an bestimmten Tagen ein paar Scheiben. Es schmeckt schlicht und einfach nur gut.

Reisprodukte

Reisprodukte sollten möglichst in Bio-Qualität gekauft werden, da Reis häufig schadstoffbelastet ist. Bei Reis hat man ebenfalls eine schöne Auswahl an verschiedenen Produkten:

- *Reis parboiled:*
  Durch Dampfbehandlung und anschließende Trocknung behält der Reis ca. 80 % der Vitamine und Mineralstoffe. Der Vorteil gegenüber Vollkornreis ist die kürzere Garzeit. Es gibt viele verschiedene Reissorten, aber nicht alle in Bio-Qualität. Dadurch schränkt sich die Auswahl zwar ein, ist aber trotzdem immer noch recht groß.

- *Reiswaffeln:*
  Ich liebe sie mit meiner Margarine aus dem Reformhaus.
  Durch das Fett schmecken sie lecker und sättigen besser.

- *Kinderreiswaffeln:*
  Sie sind besonders praktisch für unterwegs, weil sie in jede
  Handtasche passen und auch durch ihr Format leicht neben-
  bei zu essen sind.

- *Reisflocken Vollkorn:*
  Sie sättigen sehr gut und sind schneller zubereitet als Reis
  (einfach nur mit heißem Wasser übergießen).

- *Reisflockenbrei* für Babys:
  Ich finde ihn besonders bekömmlich und esse ihn meistens
  morgens zum Frühstück oder bei Magen-Darm-Verstimmun-
  gen. Eigentlich vertrage ich ihn fast immer. Reisflocken(brei)
  ist ideal für unterwegs, weil man nur eine Thermoskanne mit
  heißem Wasser, ein Schüsselchen und einen Löffel braucht
  (evtl. noch etwas Salz). So hat man im Notfall immer eine
  kleine warme Mahlzeit parat, die ganz frisch zubereitet wird
  (ideal bei HIT).

- *Reismehl:*
  Ich verwende Reismehl zum Backen von Keksen oder für die
  Zubereitung von Pfannkuchen.

- *Reisnudeln:*
  Am besten bei Shops erhältlich, die glutenfreie Lebensmittel
  anbieten. Ich nehme beim Kochen etwas mehr Salz als bei
  Nudeln aus Weizen oder Dinkel, da Reisnudeln keinen starken Eigengeschmack haben und sonst ein bisschen fad schmecken. Da ich mein Fleisch meistens in Salzwasser aufkoche
  und dann ziehen lasse, habe ich fast immer eine feine Brühe,
  die dann die Reisnudeln geschmacklich aufwertet.

- *Puffreis:*
  … zum Knabbern zwischen den Mahlzeiten.

Roggenprodukte

Roggen vertrage ich interessanterweise recht gut, obwohl ich in letzter Zeit mit glutenhaltigen Getreiden mehr oder weniger Probleme habe. Allerdings enthält Roggen relativ wenig Gluten. Vielleicht ist das der Grund? Allerdings darf man nicht unterschätzen, wie schwer verdaulich Roggen ist. Wenn ich zu viel davon erwische, bekomme ich zwar mit dem Histaminspiegel keine Probleme, aber der Darm reagiert mit Blähungen und manchmal auch Unterbauchschmerzen. Doch als Zusatz zu einem anderen Getreide bzw. Süßgras eignet er sich bei mir recht gut. Da ich weder von Roggen noch von Quinoa größere Mengen essen kann, esse ich sie im Wechsel zusätzlich an den Tagen, an denen es bei mir Hirse gibt. So wird der Hirsetag etwas abwechslungsreicher und Roggen und Quinoa esse ich trotzdem nur alle vier Tage.

- *Roggenflocken:*
  Roggenflocken sind relativ grob und müssen länger gekocht werden, wenn man einen Porridge herstellen will. Mit Salz versetzt und ein bisschen Fett schmecken sie sehr herzhaft. Aber Vorsicht: Nicht zu viel davon, damit der Darm nicht „beleidigt" reagiert.

- *Roggennudeln*
  Nudeln aus Roggen sind ebenfalls sehr herzhaft; allerdings ein bisschen schwer zu beschaffen. Man findet sie aber im Internet.

- *Roggen-Knäckebrot:*
  Auf dem Brot steht „Delikatess Vollkorn-Knäckebrot" und ich esse es besonders gern, weil es leichter verdaulich ist als die anderen Roggenprodukte.

Teffprodukte

Teff ist eine Zwerghirse und stammt ursprünglich aus Äthiopien. Es ist, wie die anderen Hirsearten, ebenfalls glutenfrei. Ehrlich gesagt, „reißt mich der Geschmack von Teff nicht vom Hocker", aber jedes

Nahrungsmittel, das den Speiseplan erweitert, ist mir trotzdem willkommen. Ich habe Teff über ein Jahr regelmäßig gegessen, dann ging es mit einem Mal nicht mehr. Auch gelegentliche Versuche schlugen bis jetzt fehl. Trotzdem hoffe ich – wie bei den anderen Lebensmitteln, mit denen es gerade nicht klappt –, dass ich irgendwann damit wieder Glück habe.

- *Teff-Flocken:*
  Wie schon erwähnt, bin ich vom Geschmack nicht so überzeugt und habe sie, bis ich auch Teff nicht mehr vertragen habe, nur zwischendurch gegessen. Auch das Backen damit habe ich nicht versucht. Aber ich denke, dass es mit Teff-Flocken genauso klappt wie mit den anderen Getreidesorten. Das Plätzchen-Grundrezept beschreibe ich später noch an anderer Stelle. Die Teff-Flocken habe ich einfach mit heißem Wasser übergossen und mit Salz abgeschmeckt. Die Flocken saugen das Wasser ganz extrem auf. Deshalb muss man sie unbedingt nach dem ersten Übergießen eine Weile stehen lassen, dann nochmals übergießen und erst dann essen. Sonst hat man buchstäblich einen „Zementklotz" im Magen liegen. Ich habe sogar zusätzlich immer noch einen Becher Tee dazu getrunken. Dann klappte es mit der Verträglichkeit bestens.

- *Teff-Mehl:*
  … habe ich im Internet zwar schon gesehen, aber nicht ausprobiert.

Gemüse

Auch bei Gemüse gibt es einige Sorten, die laut Plan erlaubt sind, die ich aber trotzdem nicht vertrage. Hier muss jeder Patient – wie immer – selbst ausprobieren. Nachfolgend die wenigen Sorten, die ich zurzeit gut vertrage:

Brokkoli:

Brokkoli ist ein sehr gesundes Gemüse, da er viele Vitamine und Mineralstoffe beinhaltet. Besonders Calcium, Kalium, Eisen, Zink und Vitamin C bringt der grüne „Krusselkopf" mit. Ich finde ihn auch etwas milder im Geschmack als Blumenkohl. Ein angenehmer Nebeneffekt ist außerdem, dass sein Geruch nach dem Kochen nicht so in der Küche hängen bleibt wie bei seinem „weißen Bruder". Auch hier gilt beim Kauf, dass der Brokkoli ganz frisch sein muss. Wenn Sie keine Möglichkeit haben, an frisches Gemüse zu kommen, ist es sicherer, auf Tiefkühlgemüse auszuweichen. Trotzdem wäre es auf Dauer besser einen Lieferanten zu finden, der wenigstens zur Erntezeit frisches Gemüse anbietet.

Gurke:

Dieses leckere Gemüse gehört zur Familie der Kürbisgewächse und ist durch Anbau im Gewächshaus das ganze Jahr erhältlich. Gurken enthalten extrem viel Wasser, haben aber trotzdem reichlich Vitamine und Mineralstoffe. Vor allem Vitamin C und Kalium sind erwähnenswert. Ich verwende meistens Landgurken, die kleiner und aromatischer sind. Gurken kann man in der Pfanne schmoren, dünsten (was ich meistens mache), oder auch roh essen. Doch roh sind sie relativ schwer verdaulich. Wenn man schon nach ein oder zwei Bissen häufig über einen längeren Zeitraum aufstoßen muss, ist es sinnvoller, sie gegart auf den Teller zu bringen. Ich achte sehr darauf, dass die Gurke keine weichen Stellen hat (weil sie dann vermutlich schon länger liegt und evtl. schon ein Fäulnisprozess im Gange ist) und wirklich richtig hart ist. Den Teil, den ich gleich verwenden will, dünste ich, die restliche Gurke schneide ich in Scheiben und friere sie portionsweise ein. Das klappt prima, obwohl sie so wasserhaltig ist. Gurken werden im Gewächshaus manchmal mit Brom begast. Deshalb versuche ich auch hier möglichst Bio-Gurken zu kaufen. Ansonsten müssen sie gut gewaschen und geschält werden. Wenn wir in Ferien bei unseren netten Vermietern sind, bekomme ich die Gurke direkt vom Strauch und genieße diesen Vorzug sehr. Das Aroma ist unvergleichlich lecker.

Lauch:

Lauch ist ein Gemüse, das mit unserer Küchenzwiebel verwandt ist und bei der Zubereitung ein ebenso intensives Aroma verbreitet wie die Zwiebel selbst. Obwohl er nicht leicht verdaulich ist, ist er bei der HIT erlaubt. Glücklicherweise vertrage ich ihn gedünstet recht gut, achte allerdings darauf, ihn nur alle vier Tage in nicht allzu großen Mengen zu essen. Auch dieses Gemüse enthält relativ viel Kalium, Kalzium und Eisen, Vitamin C, Eisen und Vitamin B6. Für einen HIT-Patienten, der nur wenige Nahrungsmittel essen kann, eine gute Quelle, um sich mit wichtigen Vitaminen und Mineralstoffen zu versorgen.

Rote Beete:

Rote Beete ist ein appetitanregendes Gemüse und auch hierin findet man reichlich Vitamine und Spurenelemente. Vor allem Eisen, die Vitamine A, B, C, Eisen, Kupfer, Kalium und Calcium. Der hohe Eisengehalt ist gerade für Frauen wichtig, die noch ihre Menstruation haben. Ich esse Rote Beete nicht allzu oft, weil ich sie von der HIT her zwar vertrage, sie mir aber oft lange im Magen liegen.

Spargel:

Gerade Kalium ist in Spargel stark enthalten, aber auch Eisen und die Vitamine A, B und C sind nennenswert. Wer zu Nierensteinen neigt, sollte Spargel allerdings nicht zu häufig essen. Ich finde es beruhigend, dass gerade Gemüse uns HIT-Patienten viele wichtige Nährstoffe liefern kann und dass, wenn die Krankheit sehr massiv ist, sogar vier bis fünf Gemüsesorten ausreichen. Das Problem bei Spargel ist, dass man ihn nur im Frühling bekommt und das Einfrieren zu Hause einfach nicht klappt. Kürzlich hat mir eine Bekannte erklärt, dass Spargel schockgefrostet werden muss. Das funktioniert leider zu Hause nicht, und deshalb kaufe ich den Spargel in gefrorenem Zustand und finde ihn geschmacklich recht gut.

Fleisch

Da Fleisch eine hohe Verderblichkeit hat, ist hier besondere Vorsicht geboten. Es muss unbedingt frisch gekauft werden. Ich habe unserem Metzger die Problematik meiner Krankheit geschildert und er weiß, dass ich mich unbedingt auf ihn verlassen muss. So kaufe ich auf keinen Fall Fleisch, das abgehangen ist oder das in schon einige Stunden in der Theke liegt, sondern lasse es aus dem Kühlraum holen. Bis jetzt kam jeder meinem Wunsch gern nach, wenn ich kurz auf die Gefahr hingewiesen habe, die für mich entsteht, wenn das Fleisch nicht ganz frisch ist. Auch den Metzger, bei dem ich während unserer Ferien einkaufe, habe ich kurz informiert und bekomme die Ware immer schön frisch. Zum Einkaufen nehme ich eine Eistasche mit Kühlelementen mit und fahre dann auf dem schnellsten Weg nach Hause. Dort verpacke ich es portionsweise und gefriere es sofort ein, damit ich diesen Aufwand nicht täglich habe.

Rindfleisch

Rindfleisch ist besonders eisenhaltig und versorgt unseren Körper außerdem reichlich mit Eiweiß und B-Vitaminen. Je weniger Nahrungsmittel man als HIT-Patient verträgt, desto wertvoller ist die Versorgung über das Fleisch. Ich weiß, dass auch hier die hohen Kosten leider oft ein großes Problem darstellen, da gutes Fleisch teuer ist, und ich schlucke manchmal auch trocken, wenn ich die Rechnung sehe.

Kalbfleisch

Die Nährstoffunterschiede zwischen Kalb- und Rindfleisch sind nicht gravierend. Kalbfleisch ist vor allem zarter und etwas milder im Geschmack, aber eben noch teurer. So kommt Kalbfleisch bei mir auch seltener auf den Tisch als Rindfleisch.

Geflügel

Es ist schwierig einen Lieferanten zu finden, der dieses Fleisch in Bio-Qualität ganz frisch liefern kann. Gerade Geflügel kann bei großer Hitze oder an schwülen Tagen besonders schnell verderben. Bekommt man es aber frisch, dann ist es eine leicht verdauliche, gesunde Kost. Es enthält weniger Fett und Eiweiß als Rind- bzw. Kalbfleisch, dafür aber auch Vitamine und Mineralstoffe. Ich denke, bei einer ausgeprägten Histamin-Intoleranz kommt man, wenn man nicht einen gravierenden Nährstoffmangel riskieren will, an Fleisch nicht vorbei. Doch ist mir klar, dass die Kosten das oft verhindern. Es ist zum Weinen.

Obst

Es gibt einige Obstsorten, die bei einer HIT „erlaubt" sind. Auch von diesen Sorten muss man erst sehr vorsichtig probieren, welche „funktioniert" und welche nicht. Ich habe weiter oben im Text schon erwähnt, dass ich das meiste Obst in Form von Muttersäften oder Vollfruchtzubereitungen aus dem Reformhaus zu mir nehme. Lieber wäre mir das Frischobst, aber da es jede Obstsorte nur einen kurzen Zeitraum im Jahr gibt, weiche ich zwangsläufig auf die Säfte aus. Es ist interessant wie viele Vitamine, Mineralien, Flavonoide und weitere gesunde Stoffe in unserem Obst stecken. Es ist ein großes Glück für mich, dass ich inzwischen mehrere Obstsorten vertrage. Seit ich zwischen diesen regelmäßig abwechsle, fühle ich mich etwas widerstandsfähiger und einfach wohler.

Aprikosen

Diese Früchtchen bringen besonders viel Kalium mit. Leider sind Trockenfrüchte bei einer HIT generell nicht empfehlenswert (u.a. wegen der eventuell vorhandenen Schimmeltoxine), denn gerade getrocknete Aprikosen enthalten große Mengen an Kalium. Doch im Muttersaft ist genügend davon enthalten, was eine gute Unterstützung für meinen Kaliumspiegel bedeutet. Allerdings brauche ich auch regelmäßig Kalium-Tabletten. Beides zusammen klappt prima.

Brombeeren

Die leckeren Früchte enthalten u. a. reichlich Kalium, aber auch Vitamin C und Magnesium. Heißer Brombeersaft ist auch gut für den Hals und die Bronchien. Vor zwei Jahren entdeckt mein behandelnder Arzt einen Bericht darüber, dass Brombeeren spezielle Flavonoide enthalten, die die Histaminausschüttung im Körper hemmen. Vielleicht vertrage ich sie deshalb so gut (Flavonoide sind wertvolle Pflanzenstoffe, die in vielen Obst- und Gemüsesorten vorkommen und die körpereigene Abwehr fördern). Trotzdem gilt auch hier: Vorsichtig testen und die Trinkmenge langsam steigern, bis Sie sicher sind, dass Sie die Brombeeren auch vertragen.

Cranberries

Cranberries schmecken zwar recht sauer, sind aber unglaublich gesund. Seit Ausbruch der HIT habe ich häufig Beschwerden mit der Mundschleimhaut. Hier hilft mir das Spülen mit Cranberry-Muttersaft bestens. Auch schlägt er sehr gut bei leichten Blasenentzündungen und Blasenreizungen an; oft trinke ich auch Cranberry-Vollfrucht, vor allem zur Vorbeugung. Allerdings ist klar, dass bei einer richtigen Blasenentzündung ärztliche Hilfe notwendig ist, damit die Bakterien nicht aus der Blase in die Niere hochsteigen. Ich finde Cranberry-Saft, gerade bei großer Hitze, unglaublich erfrischend und durststillend.

Heidelbeeren

Heidelbeeren (Blaubeeren) sind hervorragend geeignet zur Darmpflege. Bei Durchfall sind sie oft mein Retter in der Not. Schon zwei Würfel Vollfrucht aus dem Eiswürfelbereiter (ca. 4 Esslöffel) genügen meistens, um meinen Darm wieder zur Ruhe zu bringen. Außerdem hält der blaue Farbstoff (Myrtillin) die Gefäße geschmeidig und gilt als natürliches Antibiotikum.

Holunder

Ebenso wie in Brombeeren sind auch im Holunder Flavonoide enthalten, welche die Histaminausschüttung hemmen. Auch Holunder
vertrage ich problemlos und freue mich, dass er ebenfalls verschiedene gute Heilwirkungen hat. Die Beeren stärken das Immunsystem, wie die meisten dunklen Beeren.

Sauerkirschen

Sauerkirschen schmecken nicht nur lecker, sondern enthalten auch
noch eine Menge Kalium, etwas Kalzium, Eisen, die Vitamine B1,
B2, B6 und C. Außerdem regen sie die Verdauung an und entwäs-
sern (ich trinke den Muttersaft deshalb nicht vor längeren Autofahrten …). Am besten sind sie für uns Patienten direkt vom Baum
im Garten oder von einem Händler, dem man vertrauen kann, was
den Zeitpunkt der Ernte betrifft. Dann sind sie eine feine sommer-
liche Abwechslung.

Ernährungsprotokoll

Damit Sie sich vorstellen können, wie man am besten ein Ernährungsprotokoll führt, füge ich zwei Seiten aus meinen Aufzeich-
nungen bei. Wichtig ist in der ersten Zeit die Uhrzeit. So können
Sie im Falle eines Histaminschubes leichter ermitteln, was Ihnen
wann nicht bekommen ist. Dabei muss man berücksichtigen, dass
die Geschwindigkeit, mit der solch ein Anfall ausgelöst wird, von
Patient zu Patient variiert. Ich führe pro Tag jeweils ein Blatt als
Protokoll und vermerke oben auf meinen Protokollen immer noch,
wovon ich mich an diesem Tag hauptsächlich ernährt habe (zum
Beispiel „Reis“ oder „Hirse“).

Ernährungsprotokoll

Lutz, Inge   *Hirse*   Datum __23.8.13__

Zeit	Menge	Essen/Trinken/Medikamente	Kommentar
8⁰⁰	1	Daosin	Daosin
	Port.	Hirsebrei + Rooibostee	
	Port.	Quinoa-Blümenbrot + Marg.	
	20 Tr.	Symbioflor 1	
	1	Paidoflor	
10³⁰	Port.	Hirsekekse (selbst gebacken)	
13⁰⁰	1	Daosin	
	Port.	Rindfl., Gurke, Hirsegrießbrei	
	20 Tr.	Symbioflor 2	Symbioflor
	1 Tabl.	Paidoflor	Paidoflor
	1 Tabl.	Vit. D	
15⁰⁰	Port.	Quinoa Knäcke +	
	4 EßL.	Sanddorn Vollfrucht	
18³⁰	Port.	Rindfleisch, Gurke, Hirsebrei	
	Port.	Rinderbrühe + Hirsebällchen	
	20 Tr.	Symbioflor 1	
	1 Tabl.	Paidoflor	
20³⁰	4 Scheiben	Hirsebrot + Marg. (Vitaqen)	
	250 mg	Vit. C (Acerola)	Vit. C Acerola
23³⁰	1 Tabl.	Cetirizin ——————→	Schneller Puls, Wasserverlust
0¹⁰		——————→	besser

118

Ernährungsprotokoll

Lutz, Inge *Reis,* Datum /24.8.13

Zeit	Menge	Essen/Trinken/Medikamente	Kommentar
7³⁰	1	Daosni	
	Port.	Reisflockenbrei + Rooibostee	
	Port.	Reiswaffeln + Marg. (Vitaqu)	
	1 Tabl.	Kalinor (Kalium)	*Kalinor Kalium*
		20 Tr. Symbioflor 1	
		1 Paidoflor	
11⁰⁰	Päckch.	Babyreiswaffeln	
12¹⁵	1	Daosni	
	Port.	Kalbfleisch, Brokkoli, Risotto	
		20 Tr. Symbioflor 2	
		1 Paidoflor	
		1 Tabl. Vit. D	
15³⁰	Port.	Reisflocken in heißem Wasser eingeweicht (+ Salz)	
19⁰⁰	1	Daosni	
	Port.	Reisnudeln, Kalbfl., Reisnudeln	
	Port.	Kalbsbrühe mit Reisflocken	
		20 Tr. Symbioflor 1	
		1 Paidoflor	
		250 mg Vit. C (Acerola)	

Rezepte

Hier stelle ich ein paar Rezepte vor, mit denen ich mich, wenn es gerade wieder einmal nicht so gut geht, einigermaßen über Wasser halten kann. Erwarten Sie bitte keine großartige Rezeptsammlung. Es geht mir zuerst einmal darum, dass Sie wieder einigermaßen satt werden und dass Sie auch Nahrungsmittel für den kleinen Hunger zwischendurch haben. Im Laufe der Zeit werden Sie bestimmt neue Ideen entwickeln, die Sie auf Ihre eigenen Unverträglichkeiten abstimmen. Am schwierigsten empfinde ich meistens die Stunden zwischen den Hauptmahlzeiten, in denen der Magen knurrt und ich nicht weiß, was ich „knabbern" soll. So komme ich auf die Idee, mir Kekse selbst zu backen, was ohne Backpulver und Ei eine Herausforderung ist. Hier das Grundrezept, das sich je nach Getreideart einfach abwandeln lässt. Zuerst versuche ich es natürlich mit Reiskeksen, da ich Reis von Anfang an am besten vertrage:

Reisplätzchen

500 g Reismehl
30 g Margarine
1 großes Glas Wasser
Salz

Das Reismehl wird mit der Margarine und mit einem schwachen Teelöffel Salz vermischt. Während des Knetens gebe ich langsam das Wasser dazu bis der Teig sich zu einer Kugel formen lässt und sich anfühlt wie ein gewöhnlicher Knetteig. Im Laufe der Zeit habe ich herausgefunden, dass es besser ist, ihn gleich zu verarbeiten und nicht im Kühlschrank aufzubewahren, da er sonst stark krümelt. Damit der Teig nicht an den Händen hängen bleibt, verwende ich latexfreie Einmalhandschuhe. Das klappt prima. Nun forme ich mit der Hand kleine Fladen und setze sie aufs Blech. Ja nachdem wie eng ich sie lege, erhalte ich pro Blech ca. 25-30 Plätzchen, die ich bei 180-190°C eine knappe halbe Stunde backe. Anschließend die kleinen Fladen gut auskühlen lassen, portionsweise in Tüten füllen und schnell einfrieren. Vorsicht: Die Reisplätzchen schmecken zwar fein, werden aber bretthart. Wenn Sie Probleme mit den Zähnen haben, weichen Sie die Plätzchen vor dem Verzehr besser in etwas Tee oder heißem Wasser ein. Ich kann sie bis jetzt noch ohne Schwierigkeiten essen, mache dabei aber Lärm wie ein Pferd, das sein Futter „mahlt" … Aber egal, es schmeckt und klappt bei meiner HIT problemlos. Inzwischen habe ich die kleinen Reiswaffeln für Kinder entdeckt. Reiswaffeln sind für unterwegs besser geeignet als meine Kekse, da sie beim Kauen nicht so einen „Krach machen" und sich gut in der Tasche verstauen lassen.

Hirsekekse

Das Rezept hierfür ist ähnlich. Allerdings habe ich zwei Varianten. Entweder ich nehme 500 g Goldhirse und mahle sie selbst (allerdings braucht man hierfür eine eigene Getreidemühle, da im Laden meistens für verschiedene Getreidesorten die gleiche Maschine zum Mahlen benützt wird. Dadurch gelangen andere Getreide in das Hirsemehl, was bei einer HIT fatale Folgen haben kann). Die „reinen" Hirseplätzchen schmecken jedoch ziemlich bitter. Inzwischen bin ich auf die Idee gekommen, statt Goldhirse Hirseflöckli aus dem Reformhaus als Grundlage zu benutzen. Die Fladen schmecken weitaus angenehmer und man hat keinerlei bitteren Nachgeschmack. Ansonsten bleibt das Rezept genau gleich wie bei den Reisplätzchen.

Ich habe das Rezept außerdem noch mit Roggen und Dinkel ausprobiert. Beides klappt auch sehr gut. Die Roggenplätzchen schmecken interessanterweise ein bisschen süß und nicht so rau wie Roggenbrot. Allerdings bläht Roggen gern. Da es mir, wenn ich Hunger habe, schwerfällt, mich auf einige wenige Kekse zu beschränken, habe ich sie in letzter Zeit gar nicht mehr gebacken, weil ich sonst zu viele auf einmal davon esse. Aber auch hier muss jeder ausprobieren, wie er mit den einzelnen Getreidesorten zurecht kommt.

Brot

Inzwischen habe ich versucht, Brot mit Natron zu backen. Die Verträglichkeit von Natron ist bei mir prima, was einen großen Fortschritt in der Ernährung bedeutet. Mit den glutenfreien Mehlen ist es allerdings für mich als Laie fast nicht möglich, ein vernünftiges Brot zu backen. Am ehesten klappt es noch mit Hirsebrot. Reis und Quinoabrot klappt gar nicht. Außen ist die Hülle schon fast verbrannt und innen ist der Teig immer noch matschig.

Das Problem kann man aber umgehen, indem man keinen Brotlaib formt sondern dickere Fladen. Diese gefriert man dann zweierweise ein. Das funktioniert phantastisch.

Das Rezept für die Reis-, Hirse- und Quinoafladen unterscheidet sich eigentlich nur durch das Natron und die Größe der Fladen vom Rezept für die Kekse. In diesem Fall passen auf das Backblech ca. 12–16 Fladen. Außerdem heize ich den Backofen auf 200 °C Umluft vor und backe die Fladen ca. 15 Minuten auf 190° C, dann wechsle ich die Backbleche (das obere nach unten und umgekehrt) und backe, je nach Bräunungsgrad nochmals 15 Minuten auf 190°C oder 180°C. Das ist das ganze Geheimnis, und die Fladen schmecken wirklich lecker.

Hirsegrießbrei, angebraten

Hirsegrießbrei esse ich eigentlich ganz gern; doch wie bei allen Nahrungsmitteln, die man zu oft isst, gibt es Zeiten, in denen ich den Brei nicht allzu begeistert auf dem Teller habe. Irgendwann komme ich auf die Idee, den Grießbrei leicht anzubraten und das klappt besser als erwartet. Bevor man ihn anbrät, sollte er recht fest sein, damit er in der Pfanne nicht verläuft. Das bedeutet, dass ich ihn mit etwas weniger Wasser koche, als gewöhnlich und dann in der Pfanne fertig zubereite. Angebraten mag ich den Brei sehr. Jetzt, da ich abwechseln kann, schmecken mir beide Variationen wieder recht gut.

Reispfannkuchen

Meine Pfannkuchen müssen ohne Ei und ohne Milch gebacken sein. Wenn man statt der Milch Mineralwasser mit viel Kohlensäure nimmt, klappt das auch. Allerdings sollte man nicht zu viel Teig nehmen; sonst werden die Pfannkuchen nicht richtig gar. Man muss sie mit Geduld langsam (bei nicht allzu großer Hitze) braten und erst wenden, wenn sie auf der Unterseite schon ziemlich trocken sind (das kann man mit einer Gabel am Rand gut testen). Nach dem Wenden nochmals langsam vor sich hin braten lassen. Dann schmecken sie lecker (bitte die Rezepte nicht mit „normalen" Rezepten für Gesunde vergleichen. Hier geht es darum, etwas zu essen zu finden, das uns HIT-Patienten sättigt und geschmacklich okay ist).

Hier nun das genaue Rezept:

375 g Reismehl
500 ml Mineralwasser mit Kohlensäure
Fett zum Braten (ich nehme immer Margarine, weil ich weiß, dass ich sie vertrage)
Salz nach Bedarf

Das Reismehl mit Mineralwasser und Salz gut verrühren. Fett in der Pfanne erhitzen, den Pfannkuchenteig portionsweise in die Pfanne geben und bei mittlerer Hitze langsam von beiden Seiten anbraten. Ich liebe diese Pfannkuchen, weil sie eine gute Abwechslung im Speiseplan bedeuten. Allerdings kann man sie nur zubereiten, wenn man keinen Zeitdruck hat. Das Braten nimmt ziemlich viel Zeit in Anspruch, bis der Pfannkuchen gar ist. Aber es lohnt sich.

Rinder- oder Kalbsbrühe

Die Brühe entsteht eigentlich von allein, wenn ich mein Rind- oder Kalbfleisch zubereite. Momentan komme ich mit Gewürzen leider überhaupt nicht klar. Deshalb lasse ich das Fleisch kurz in etwas Salzwasser aufkochen, schöpfe den Schaum ab und lasse es dann leise vor sich hin köcheln. 20-30 Minuten reichen für eine Portion. Es ist erstaunlich, wie lecker diese Brühe schmeckt, obwohl sie nur den Geschmack des Fleisches angenommen hat. Nach dem Essen trinke ich den Rest fast immer aus, da Fleischbrühe sehr kräftigend wirkt. Deshalb gibt man sie oft auch Rekonvaleszenten zur Stärkung. Am „Hirsetag" gebe ich nach dem Essen oft noch Hirsebällchen als Ersatz für Backerbsen in die restliche Brühe. Hierbei muss man allerdings aufpassen, dass sie nicht zu lange darin liegen und dass die Brühe nicht zu heiß ist, sonst fallen sie auseinander und die Brühe sieht nicht mehr so appetitlich aus (schmecken tut sie aber trotzdem noch).

Risotto

Den Risotto wie auf der Packung angegeben köcheln (ca. 17 Minuten) und nach der Garzeit kleine gegarte Gemüsestückchen untermischen (ich nehme Lauch oder Brokkoli, weil ich beide gut vertrage). Manchmal kommt bei mir aber auch der „einfache" Risotto auf den Tisch, der ohne Gemüse, nur mit etwas Salz gedünstet ist, dafür aber mit einem Stich Margarine verfeinert und kalorienerhöht wird. Beide Rezepte schmecken fein und sättigen besser als „einfacher" Reis. Wenn ich einen Termin habe und weiß, dass ich länger unterwegs bin, nehme ich deshalb meistens Risotto.

Teil 3: Tipps aus der Naturheilkunde

FÜR UNS HIT-PATIENTEN stellt die Unverträglichkeit vieler Medikamente ein Problem dar. Wenn es sich um kleine „Wehwehchen" handelt, versuche ich zuerst, diese mit den mir noch zur Verfügung stehenden Mitteln zu lindern oder zu heilen. Doch achte ich sehr darauf, dass ich einen Arzt hinzuziehe, wenn die Beschwerden nicht in den Griff zu bekommen sind. Wenn ich zu lange warte und das Beschwerdebild sich sehr verschlechtert hat, muss ich unter Umständen einen richtigen „Hammer" einnehmen, was dann noch problematischer wird. Aber viele kleinere Probleme habe ich bis jetzt ganz gut bewältigen können. Auch wenn ich Ihnen vielleicht mit meinen Vorsichtshinweisen manchmal auf die Nerven gehe, werde ich trotzdem immer wieder darauf hinweisen, dass Sie alles erst vorsichtig ausprobieren müssen. Vielleicht vertragen Sie gerade etwas nicht, das mir absolut keine Schwierigkeiten macht. Ich möchte vermeiden, dass Sie sich nach dem Ausprobieren noch schlechter fühlen, als sie es sowieso schon tun. Auch sind diese Tipps keine Allheilmittel. Sie können helfen, müssen es aber nicht in jedem Fall.

Ich gebe hier bewusst keine Tipps für die Einnahme von homöopathischen Arzneimitteln. Diese Behandlungsmethode gehört in die Hand eines erfahrenen Arztes oder Heilpraktikers. Zumindest für eine längere Zeit, bis der Patient mit der Homöopathie vertraut ist.

Augenreizung, Bindehaut

Nach Zugluft (oft im Auto), in trockenen Räumen oder nach der Arbeit am Computer bekomme ich hin und wieder gerötete, brennende Augen. Meistens ist sogar nur eine Auge gereizt. In diesem Fall koche ich einen Augentrost-Tee und gebe vier Tropfen Solunat Nr. 12 dazu. Diese Tropfen sind zwar auch homöopathisch, ich verwende sie aber lediglich für Kompressen am Auge und habe damit sehr gute Erfolge. Augentrost gibt es übrigens auch als Augentropfen unter seinem lateinischen Namen „Euphrasia". Es gibt sie in Fläschchen oder in Einzel-Ophtiolen, was für uns HIT-Patienten wahrscheinlich sinnvoller ist. Die Ophtiolen enthalten nur winzige Mengen und müssen innerhalb von wenigen Stunden aufgebraucht werden. Deshalb sind keine Konservierungsstoffe nötig, die für uns problematisch sein können.

Blähungen

Leider auch ein häufiges Problem für uns HIT-Patienten. Blähungen können äußerst schmerzhaft sein und auch unangenehm, wenn man mit anderen Leuten zusammen ist. Ingwertee in Verbindung mit einer Einreibung von Melissen oder Fenchelöl kann recht hilfreich sein. Mir helfen die Einreibungen noch besser, wenn ich anschließend eine Wärmflasche auf den Bauch lege. Da man tagsüber leider nicht immer die Zeit dafür hat, muss manchmal der Ingwertee bei mir genügen, was leider nicht immer ausreicht.

Blasenreizung, leichte Blasenentzündung

Bei Blasenbeschwerden mache ich immer wieder sehr gute Erfahrungen mit Cranberry-Vollfruchtsaft. Zwei bis dreimal täglich nehme ich zwei der „Eiswürfel", die ich mir durch Einfrieren des Saftes als Vorrat angelegt habe, übergieße sie mit heißem Wasser und trinke den gut warmen Saft. Mit einer zusätzlichen Wärmflasche und durch genügend Trinken von Mineralwasser habe ich mir schon gut helfen können. Aber bei der Blase muss man besonders vorsichtig sein. Die Bakterien, die oft bei einer Entzündung in der Blase zu finden sind, dürfen nicht in die Nieren hochsteigen. Deshalb, falls nicht schnell eine Besserung eintritt, zum Arzt gehen. Ich weiß auch gerade in diesem Zusammenhang um das Problem, dass viele HIT-Patienten noch auf der Suche nach einem Arzt Ihres Vertrauens sind. Das kann gerade in solchen Situationen für den Patienten noch zu einer zusätzlichen Stresssituation führen. Wir HIT-Patienten brauchen dringend Ärzte, die das Problem wenigstens erkennen und ernst nehmen. Das wäre schon ein riesiger Fortschritt.

Durchfall

Ein Problem, mit dem ich seit vielen Jahrzehnten, besonders aber seit Ausbruch der HIT, zu kämpfen habe. Dass Heidelbeeren dabei einen wertvollen Beitrag leisten, ist mir schon lange bekannt. Doch ich bin erstaunt, dass sie mir so extrem gut helfen. Auch Heidelbeer-Vollfruchtsaft habe ich immer eingefroren im Gefrierschrank. Zwei Eiswürfel (Zubereitung s. oben unter Blasenreizung) oder ca. 4 Esslöffel davon genügen meistens, um meinen Darm wieder in Ordnung zu bringen. Für stärkere Beschwerden habe ich ein tolles, ganz einfaches Rezept gefunden: Reiswasser: Ein gehäufter Esslöffel Reis mit Salz wird in knapp ½ l. Wasser gekocht. Nach dem ersten Aufkochen lasse ich ihn noch ca. 20 Minuten köcheln und trinke dann das Wasser. Das ist eine Methode, die bei mir bis jetzt immer geholfen hat. Vor kurzem habe ich entdeckt, dass auch Kohlekompretten für mich verträglich sind. Sie sind vor allem für unterwegs eine gute Alternative.

Entzündungen der Haut

Calendula-Essenz (Ringelblume) ist ein wunderbares Mittel, um die Haut wieder zu beruhigen. Leider kämpfe ich seit einigen Jahren immer wieder mit Nagelbettentzündungen am Zeh. Hierbei helfen mir am besten Umschläge mit Calendula-Essenz oder Umschläge mit Kernseifenwasser. Beide Behandlungen sind leicht durchzuführen und helfen relativ schnell. Myrrhentinktur ist ein weiteres Mittel um Entzündungen zu behandeln. Sie kann auch im Mund bei Schleimhautentzündungen angewendet werden. Aber mit meiner

HIT habe ich mich das bisher noch nicht getraut, da Medikamente über die Schleimhaut besonders schnell in den Körper gelangen.

Halsschmerzen

Hierbei finde ich Heidelbeer-Vollfruchtsaft ebenfalls hilfreich. Wie auch bei der Behandlung von Darmbeschwerden übergieße ich in diesem Fall die vorbereiteten Eiswürfel mit heißem Wasser. Dann benütze ich die ersten Schlucke um zu gurgeln, während ich den Rest dann austrinke. Außerdem habe ich auch recht guten Erfolg mit Zitronenwickeln um den Hals: Zuerst ausprobieren, ob der Saft nicht die Haut reizt. Am besten in der Ellbeuge. Wenn das klappt, wird der Saft einer halben Zitrone mit einem halben bis dreiviertel Liter Wasser aufgekocht. Den Saft vorsichtig in ein Baumwolltuch (evtl. Windel) einfüllen und auskühlen lassen. Wenn das Tuch eine für den Hals angenehme Temperatur erreicht hat, das Tuch um den Hals legen und mit einem Schal festbinden. Wenn der Umschlag abgekühlt ist und sich unangenehm anfühlt, das Tuch abnehmen, den Hals gut trocknen und wieder mit einem Schal umwickeln.

Husten

Ich nehme, wenn ich erkältet bin, drei- bis fünfmal täglich fünf Globuli und wenn ich nachts eine Hustenattacke habe, einmal fünf. Erkältungshusten und die nebulösen Anfälle nachts behandle ich genau gleich. Nach den Kügelchen trinke ich einen heißen Ingwertee. Reicht das noch nicht, lege ich wie schon beschrieben eine feucht-warme Kompresse mit Lavendelöl und eine gut warme Wärmflasche auf die Brust (in dem Fall nur wenig Wasser einfüllen, sonst wird sie zu schwer). Letztendlich kommt noch mein Salzinhalator zum Einsatz. Dieses Gerät ist prima. Es ist aus Kunststoff und kann entweder mit Himalaja- oder Meersalz gefüllt werden. Man kann den Salzinhalator ohne Strom einfach durch Einatmen benutzen, was ich äußerst praktisch finde. Bei Erkältungen ist es sinnvoll, täglich mindestens einmal ca. 20 Minuten die salzhaltige Luft einzuatmen. Das verschafft mir eigentlich immer Linderung.

Eigentlich ein altes Hausmittel sind Kartoffel-, Quark- und Zwiebelwickel. Gekochte Kartoffeln werden zerdrückt, in ein Säckchen gefüllt und gut abgekühlt. Sie sollen gut warm, aber auf keinen Fall heiß sein. Gerade hier sind Verbrennungen leicht möglich. Die Wickel helfen aber hervorragend.

Für den Zwiebelwickel benötigt man eine Zwiebel, die in Ringe geschnitten auf ein Baumwolltuch gelegt wird. Das Tuch wird zusammengelegt und auf einem umgedrehten Topfdeckel erhitzt. Mit einer Flasche oder einem Teigroller die Zwiebeln zerdrücken und nach genügender Abkühlung den gut warmen Wickel auflegen. Dieser Wickel hilft mir auch sehr gut, manchmal bekomme ich aber von den Dämpfen Hustenreiz. Hier muss man einfach ausprobieren, ob der Wickel als angenehm empfunden wird oder nicht.

Für Quarkwickel nehme ich Quark in Zimmertemperatur und streiche ihn auf ein dünnes Tuch (Mullwindeln haben sich dafür bewährt) und lege dieses auf die Brust. Erst nach dem Eintrocknen wieder abnehmen.

Meistens richtet sich die Auswahl des Wickels danach, was ich gerade im Haus habe. Zumindest sind das drei Möglichkeiten dem Husten zu Leibe zu rücken, ohne Medikamente einnehmen zu müssen. Aber auch hier gilt: Wenn der Husten zu lange dauert oder zu heftig wird, muss ein Arzt zugezogen werden, damit sich keine Lungenentzündung entwickelt. Seit Ausbruch der HIT bin ich glücklicherweise immer so über die Runden gekommen. Aber das war einfach Glück.

Schleimhaut

Entzündungen im Mund behandle ich mit Cranberry-Vollfruchtsaft oder Brombeer-Muttersaft. Die ersten zwei bis drei Schlucke nehme ich zum gründlichen Spülen, den Rest trinke ich schluckweise. Außerdem mache ich ja morgens regelmäßig meine Ölziehkur. Auch diese wirkt lindernd. Allerdings helfen alle drei Methoden immer nur kurzfristig und sind nur zur Linderung gedacht.

Eine Möglichkeit, dass die Entzündungen wieder ganz verschwinden, habe ich leider bis jetzt noch nicht gefunden.

Übelkeit (Magen)

Manchmal überkommt mich nach dem Aufstehen im Bad eine heftige Übelkeit, die glücklicherweise meistens nach ein paar Minuten abflaut, hin und wieder aber auch nicht. Dagegen hat sich ein Becher Ingwertee bestens bewährt. Ich lasse den Tee ca. 5 Minuten ziehen und trinke ihn dann schluckweise. Bis ich im Bad fertig bin ist die Übelkeit meistens abgeklungen und ich kann in Ruhe frühstücken.

Teil 4: Kleines ABC zur Orientierung

IN DIESEM TEIL meines Buches versuche ich, die mir wichtig erscheinenden Punkte alphabetisch abzuarbeiten, damit Sie das, was Ihnen wichtig ist, schneller nachschlagen können. Das Zeichen → verweist jeweils auf weitere Einträge.

A

Abwechslung

Abwechslung ist im Leben von uns HIT-Patienten leider nicht allzu häufig zu finden. Das fängt bei der Ernährung an, die je nach Schweregrad der Krankheit eher einseitig und eintönig ist als abwechslungsreich. Da auch einige Freizeitaktivitäten, die sehr anstrengend sind, wegfallen, ist auch in unserer Freizeitgestaltung nicht mehr so viel Abwechslung möglich, wie wir gern hätten. Bezüglich Ernährung und Getränken habe ich für mich zum Beispiel entschieden, mit einem hübschen Geschirr ein bisschen Farbe in den Alltag zu bringen. Besonders bei den Getränken finde ich das wichtig. Während der ersten zwei Jahren im Verlauf der Krankheit kann ich nur Rooibostee „natur" und Wasser vertragen. Im dritten Jahr kommt noch Ingwerwasser dazu. Irgendwann finde ich es derart langweilig, Tag für Tag mit dem gleichen Getränk am Tisch zu sitzen, dass ich anfange, schöne Becher zu sammeln. Jetzt habe ich beim Frühstück einen hübschen englischen Becher mit einem Schäfer-Motiv, mittags einen tollen Becher in Regenbogenfarben usw. Nach einer Weile merke ich, dass genau diese kleine Abwechslung dazu beiträgt, meine Stimmung zu heben. Inzwischen habe ich verschiedenes nettes Geschirr, das mir so gut gefällt, dass Essen und Trinken wieder etwas mehr Spaß machen.

Acerola

Die Acerola-Kirsche ist eine der Vitamin-C-reichsten Früchte überhaupt. Da → Vitamin C bei der Behandlung der HIT eine große Rolle spielt, bietet es sich natürlich auch an, auf diese Acerola-Taler zurückzugreifen. Doch Vorsicht: In den Talern oder Lutschtabletten sind meistens noch Trennmittel, Traubenzucker und Aromastoffe enthalten. Selbst wenn die Aromen natürlichen Ursprungs sind, kommt es darauf an, von welchen Früchten sie stammen. Denn viele → Früchte (zum Beispiel Zitrusfrüchte, Himbeeren etc.) sind bei einer HIT oft nicht verträglich. Deshalb empfiehlt es sich, einfaches Acerola-Pulver einzunehmen. Die Mengenangaben sind meistens auf der Dose und in der Beilage angegeben. Bei dem Pulver, das ich für mich bevorzuge, ist noch etwas Maniok enthalten, welches ich aber ohne Probleme vertrage. Vor dem Schlafengehen trinke ich täglich ca. 1,5 g Acerolapulver, aufgelöst in Mineralwasser ohne Kohlensäure. Diese Menge entspricht ungefähr 250 mg Vitamin C. Bis jetzt habe ich damit sehr gute Erfahrungen gemacht.

Adrenalin

Histamin-Unverträglichkeitsreaktionen können im Extremfall zu einem anaphylaktischen Schock führen. Weil dabei der Blutdruck meistens drastisch absinkt, wird in diesen Fällen oft Adrenalin gespritzt. Im Gegensatz zum „klassischen Fall" ist mein Blutdruck bisher bei jeder Reaktion auf Histamin stark erhöht, und der Puls steigt auf 120 bis 140 Schläge pro Minute, ich darf, auf Anraten meines Arztes, also auf keinen Fall Adrenalin erhalten. Sprechen Sie deshalb unbedingt mit Ihrem Arzt, ob Sie generell Adrenalin bekommen dürfen oder nicht. Solche Entscheidungen können wir als Patienten nicht allein treffen. Wichtig ist auch eine entsprechende schriftliche Bescheinigung, die Sie im Handschuhfach

Ihres Autos und/oder in der Handtasche bei sich tragen sollten, um einem Notarzt weiterzuhelfen, falls Sie Hilfe brauchen.

Allergien

Die Histamin-Intoleranz ist KEINE Allergie. Dennoch leiden viele Menschen, die diese Krankheit haben, noch zusätzlich unter Allergien, Asthma und Neurodermitis. Da die HIT keine Allergie ist, kann man auch nicht austesten, auf welche Stoffe ein Patient reagiert, was wiederum die Krankheit so schwer diagnostizierbar und behandelbar macht. Lediglich der Histamingehalt von Nahrungsmitteln und das Wissen um verschiedene Histamin-Liberatoren können einem bei der Auswahl helfen. Falls neben der HIT noch Allergien bestehen, kann das je nach Situation noch zusätzlich den Histaminspiegel in die Höhe treiben. In diesem Fall wird ein Antihistaminikum sicher öfter zum Einsatz kommen müssen.

Alkohol

Alkohol ist bei einer HIT besonders schlecht verträglich, da er ein Histamin-Liberator ist. Das bedeutet, wie schon früher von mir erwähnt, dass der Körper nach Alkoholgenuss körpereigenes Histamin ausschüttet. Besonders gefährlich ist Rotwein, da er eine hohe Konzentration an → biogenen Aminen aufweist. Außerdem hemmt Alkohol die → Diaminoxidase, die verantwortlich für den Abbau des Histamins im Körper ist.

Angst

Die Angst ist bei solch einer unbekannten Krankheit, die oft mit schweren Begleitsymptomen einhergeht, fast nicht auszuschalten. Daher ist es wichtig, sich mit ihr zu befassen und nach Wegen zu suchen, sie auf ein erträgliches Maß zu reduzieren. Zuerst gilt es, das Wichtigste über die HIT zu erfahren und zu lernen, was man tun kann, um den Körper zu entlasten (Ernährung, Hygiene, Beratung von Arzt und Ernährungsberatern, genügend Schlaf etc.). Das gibt einem das gute Gefühl, das Risiko eines schweren Schubes reduzieren zu können. Als Zweites ist es wichtig herauszufinden, mit welchen Methoden man in die Ruhe findet. Für manche Betroffenen ist dieser Weg Yoga oder autogenes Training, für andere das Malen oder das Lesen entsprechender Literatur; für mich sind es in erster Linie das Gebet, Musik, Lesen und die Natur. Wenn es mir besser geht, musiziere ich gern selbst; wenn ich sehr schwach, bin höre ich entspannende Instumental- oder Meditationsmusik. Zu letzterem gibt es leider viele CDs, die mir nicht gefallen; inzwischen kann man im Internet aber bei verschiedenen Herstellern durch Hörproben feststellen, was einem zusagt. So habe ich mir im Laufe der Zeit eine nette Sammlung zugelegt. Für nachts habe ich sie auf meinem MP3-Player und kann bei Bedarf das kleine Gerät problemlos einschalten und mir über die schwierigsten Stunden ein bisschen hinweghelfen. Auch der Aufenthalt in der Natur trägt dazu bei, wieder zu sich selbst zu finden, ruhiger und gelassener zu werden. Ich genieße auf meinen Spaziergängen vor allem die Ruhe und versuche meine Umgebung mit allen Sinnen wahrzunehmen. Wenn ich wieder nach Hause komme, bin ich zwar meistens müde, aber auch entspannter als vorher.

Antibiotikum

Wenn Sie, aus welchen Gründen auch immer, ein Antibiotikum brauchen, weisen Sie bitte den behandelnden Arzt unbedingt darauf hin, dass die meisten Antibiotika bei HIT schlecht oder gar nicht verträglich sind. Mein behandelnder Arzt hat inzwischen drei Medikamente entdeckt, die bei einer HIT zumindest für mich einigermaßen verträglich sein sollen/können. Zwei davon mussten wir inzwischen schon bei der Behandlung einer starken Blasenentzündung testen. Die ersten zwei Tage kam ich recht gut damit zurecht, aber am dritten Tag ging es mir leider nicht mehr gut. Trotzdem bin ich froh, dass mir die Medikamente nicht sofort „um die Ohren geflogen" sind. Beide Male hatte ich das große Glück, dass nach 2 ½ Tagen Einnahme meine Werte bereits wieder in Ordnung waren und wir die Mittel absetzen konnten. Das Absetzen sollte aber auf keinen Fall ohne Benachrichtigung des Arztes erfolgen. Es kann auch vorkommen, dass der Arzt Ihnen noch ein weiteres, anderes Antibiotikum verschreiben muss, falls die Beschwerden noch nicht völlig abgeklungen sind.

Antihistaminikum

In den meisten Fällen einer HIT-Erkrankung wird Ihr Arzt Ihnen ein Antihistaminikum verordnen. Manche Patienten nehmen es regelmäßig. Ich nehme es in Absprache mit meinem Arzt nur ein, wenn ich merke, dass „etwas schiefgelaufen" ist bzw. dass mein Histaminspiegel steigt. Ich habe das große Glück, dass es bei mir relativ schnell anschlägt. Deshalb habe ich es immer bei mir. Ich trage ein Armband, in dem Tabletten für den Notfall deponiert sind. Für den Fall, dass ich das Band einmal nicht am Arm tragen möchte (es ist relativ schwer), habe ich noch ein Medaillon an einer langen Kette, in dem sich immer ein bis zwei Tabletten befinden.

Arzt (-suche)

Mit dieser Krankheit einen verständnisvollen und kompetenten Arzt zu finden, ist sehr schwer, und ich habe mir auch einige Male hart die Nase angestoßen, bis ich in der jetzigen Klinik gelandet bin. Allerdings hatte ich das Glück, dass mein Hausarzt, obwohl er mit der Krankheit nicht vertraut war, mir geglaubt hat. Das war schon die halbe Miete. Aber bei den vielen Untersuchungen, die wegen der undurchsichtigen Symptome nötig waren, habe ich manche Träne vergossen, wenn ich wieder einmal aus einem Sprechzimmer kam und das Gefühl hatte, in der Schublade „Hypochonder" oder „überempfindlich" gelandet zu sein. Ich kann Ihnen nur ans Herz legen: Lassen Sie sich davon nicht entmutigen. Es gibt auch Ärzte, die zuhören und interessiert sind. Sonst hätte ich wohl irgendwann den Mut ganz verloren. All denen, die ich in dieser Zeit bis heute kennengelernt habe, danke ich an dieser Stelle ganz herzlich. Leider lese ich sehr häufig von Patienten, welche die gleichen Erfahrungen machen mussten wie ich und die entmutigt und verzweifelt nach einer Hilfe suchen. Vielleicht trägt ja mein Buch dazu bei, dass wenigstens der Begriff Histamin-Intoleranz und die damit verbundenen Beschwerden bekannter werden. Ich hoffe es sehr!

Arzneimittel

→ Medikamente

Ascorbinsäure

→ Vitamin C

Asthma

Bei manchen HIT-Patienten kann im Laufe der Krankheit Asthma auftreten. Bei mir führte die HIT zu Kälteasthma und zu einer extremen Überempfindlichkeit gegenüber Stäuben und Dämpfen.

Attest

Mein behandelnder Arzt hat mir ein Attest ausgestellt, in dem die wichtigsten Punkte zu finden sind, die man bei einer (Notfall)- Behandlung wissen sollte. Das gibt mir ein sicheres Gefühl. Denn bei einem schweren Anfall würde ich unter Umständen die wichtigsten Daten gar nicht zusammenbekommen bzw. auch keinem mehr mitteilen können. Daher ist diese Art der Absicherung sehr sinnvoll.

Augen

Seit ca. eineinhalb Jahren habe ich regelmäßig Termine bei meinem Augenarzt, weil immer wieder Sehstörungen auftreten, wie Schleiersehen oder das Gefühl, durch ein Milchglas zu schauen. Zum Glück konnte an den Augen selbst bisher nichts Außergewöhnliches festgestellt werden. Inzwischen habe ich aber im Internet schon mehrfach Berichte von HIT-Patienten gefunden, die genau diese Symptome beschreiben, was mich etwas beruhigt. Ich denke und hoffe, dass dies Beschwerden sind, die immer wieder von selbst vergehen, was mir entschieden lieber ist als zum Beispiel eine Netz-hautablösung, die in meinem Alter eben auch vorkommen kann.

Auslöser

Histaminreiche Nahrungsmittel, ungeeignete Medikamente, Stress, starke Kälte bzw. starke Hitze, übermäßige Anstrengung und Schlaf-mangel, um nur einige zu nennen, sind Auslöser für einen Hista-minschub. Leider kann man sich nicht immer vor allen Gefahren schützen und muss sich im Notfall mit einem Antihistaminikum oder bei Schwellungen im HNO-Bereich mit einem Cortisonpräpa-rat helfen. Auch hier gilt, dass die Präparate mit dem behandelnden Arzt abgesprochen werden sollten.

B

Backen

Da viele Patienten mit Getreide Probleme haben und Hefe auf der „Verboten-Liste" steht, ist die Auswahl an Backwaren auf dem Markt äußerst gering. Auch Backpulver ist häufig nicht verträg-lich. So komme ich, vom Hunger getrieben auf die Idee, „Kekse" selbst zu backen. Anfangs gibt es manches Ergebnis, das die Hühner meiner Schwester verspeisen müssen, weil die Kekse so hart sind, dass ich sie nicht kauen kann. Nach kurzer Zeit aber habe ich den Bogen heraus und eine Möglichkeit, meinen Hunger zwischen den Hauptmahlzeiten wenigstens ein bisschen zu stillen. Rezepte gibt es in Teil 2 dieses Buches. (→ Brot)

Bauchschmerzen, Krämpfe

Bauchschmerzen gehören leider in das Beschwerdebild der HIT, vor allem wenn der Patient histaminreiche Kost zu sich genommen hat oder → Liberatoren ausgesetzt war. Schon in meiner Kindheit und Jugend bekam ich Darmkrämpfe, nachdem ich bestimmte Nah-rungsmittel zu mir genommen hatte oder auch in extremen Stress-situationen. Interessant finde ich, dass sich die Krämpfe meistens auflösten, wenn der Darm entleert und somit Histamin wieder ausgeschieden wurde. Heute hilft mir in solchen Fällen die Einnahme meines Antihistaminikums schneller.

Beschwerden

→ Symptome

Bewegung

Bewegung an der frischen Luft ist ein wichtiger Faktor für das Wohlbefinden. Da starke körperliche Anstrengung den Histaminspiegel ansteigen lässt, habe ich mich für Nordic-Walking entschieden. Da kann ich das Tempo selbst bestimmen und achte darauf, dass ich mich nicht überanstrenge. Sonst hat das Training nämlich genau den gegenteiligen Effekt dessen, was ich eigentlich erreichen möchte: eine behutsame Leistungssteigerung, vor allem des Herzens. Da die Anfälle bei mir immer mit starkem Herzrasen einhergehen, brauche ich ein gutes Gegengewicht. Und das ist dieses Training. Was ich im Winter machen werde, weiß ich noch nicht, da mein Kälteasthma mich öfter ausbremst und ich nicht regelmäßig an der frischen Luft gehen kann. Ich denke, dass ich dafür auch noch eine Lösung finden werde. Das Wichtigste ist, dass die Bewegung regelmäßig stattfindet und dass sie Spaß macht. (→ Sport)

Biogene Amine

Biogene Amine sind an unendlich vielen Abläufen beteiligt und werden im Stoffwechsel aus Aminosäuren gebildet. Es gibt ca. 20 davon. Die bekanntesten sind: Dopamin, Histamin, Serotonin, Tryptamin und Noradrenalin. Bei HIT-Patienten ist häufig nicht nur der Abbau von Histamin ein Problem, sondern auch der Abbau anderer biogener Amine. Schokolade zum Beispiel enthält kein Histamin bzw. Histidin sondern Phenyethylamin und die Aminosäure Tryptophan, aus der Tryptamin entsteht und ist somit (leider!!!) für uns HIT-Patienten ungeeignet.

Blutdruck

Patienten mit einer Histamin-Intoleranz leiden häufig an niedrigem Blutdruck, was dadurch zu erklären ist, dass Histamin gefäßerweiternd wirkt. Ist der Histaminspiegel im Blut höher als normal, werden die Gefäße entsprechend erweitert und der Blutdruck sinkt. Trotzdem gibt es auch das Phänomen, dass bei HIT-Betroffenen der Blutdruck steigt. Leider gehöre ich zu dieser Gruppe. Glücklicherweise ist mein Blutdruck aber nicht konstant erhöht, sondern meistens dann, wenn der Histaminspiegel gestiegen ist. Trotzdem ist das eine unangenehme Situation, da Blutdrucksenker auch auf der Negativ-Liste der Histamin-Intoleranz stehen. Ich kann nur hoffen, dass sich das Problem im Laufe der Zeit nicht noch verschärft.

Blutuntersuchung

Wenn bei Ihnen der Verdacht auf eine Histamin-Intoleranz besteht, wird der Arzt wahrscheinlich eine Blutuntersuchung anordnen, um unter anderem festzustellen, wie hoch der Wert der → Diaminoxidase (DAO) ist. Diese ist für den Abbau des Histamins im Körper zuständig. Ist ihr Wert zu niedrig, deutet das bereits auf eine HIT hin. Es gibt aber auch noch die Variante, dass der Wert der DAO im Blut normal ist und trotzdem eine HIT vorliegt. So ist es bei mir, und erst eine Stuhluntersuchung bringt das zutage. Im Stuhl wird dann nicht die DAO gemessen, sondern es wird untersucht, ob und wie viel Histamin noch vorhanden ist, denn das sollte ja schon durch die DAO abgebaut sein.

Regelmäßige Blutuntersuchungen sind während einer länger andauernden Erkrankung aber auch nötig, um festzustellen, ob der Körper durch die eingeschränkte Ernährung Mangelzustände aufweist, um diese gegebenenfalls auszugleichen.

Brot

Wie schon erwähnt, beziehe ich mein Brot inzwischen von einem sehr guten Versandhandel, wo das Brot auf eine für mich verträgliche Art hergestellt wird (Spezialbäckerei Bulla, Kirchseeon).

Dort werden auch weitere Nahrungsmittel für Patienten mit einer oder mehreren Nahrungsmittel-Intoleranzen angeboten. Das Brot schmeckt etwas anders als herkömmlich gebackenes Brot, aber ich finde es nach so langer „Brotabstinenz" einfach nur lecker. Wenn es geliefert wird, schneide ich es sofort auf und gefriere es dann portionsweise ein. Bei Bedarf ist das Brot schnell aufgetaut, und nochmals kurz im Backofen erhitzt schmeckt es wie frisch aus der Bäckerei. Das Versandhaus bietet eine Menge Sorten an, so dass für fast jeden Patienten etwas dabei sein müsste. Das Hirsebrot hat anfangs allerdings einen etwas fremdartigen Beigeschmack, doch man kann sich auch daran gewöhnen.

C

Calcium

Seit meine Histamin-Intoleranz ausgebrochen ist, vertrage ich auch keine Milchprodukte mehr. Gesäuerte Milchprodukte haben ja schon mit einem Gärungsvorgang begonnen, was bei besonders empfindlichen Menschen bereits Beschwerden verursachen kann. Manche Patienten können wenigstens Frischkäse oder Quark vertragen – andere vertragen weder noch. Unvergorene Milch vertrage ich leider auch nicht. Deshalb habe ich eine andere Calciumquelle gesucht: Täglich trinke ich 2 Liter sehr calciumreiches Mineralwasser von zwei verschiedenen Firmen. Bei der einen Sorte liegt der Calciumgehalt bei ca. 600 mg/l. Allerdings ist hier relativ wenig Magnesium enthalten. Deshalb trinke ich noch einen weiteren Liter eines Mineralwassers, bei dem der Calciumgehalt auch ziemlich hoch ist (528 mg/l), aber zusätzlich noch ein höherer Magnesiumgehalt vorhanden ist (124 mg/l). Dadurch habe ich trotz der strengen Diät einen akzeptablen Calciumspiegel, was besonders ab den Wechseljahren wichtig ist, um die Gefahr einer Osteoporose zu vermindern.

Candida

Eine Histamin-Intoleranz geht oft mit Candida albicans (ein Hefe-pilz der Candidagruppe) einher. Durch den Pilz wird der Darm in seiner Funktion gestört. Der Pilz nistet sich gern tief in den Falten des Darms ein und schädigt somit die Darmschleimhaut, sodass Histamin aus der Nahrung in die Blutbahn gelangen kann. Den Candidabefall kann der Arzt durch einen Stuhltest feststellen und medikamentös behandeln. Ein Problem ist, dass man nach einem schweren Candidabefall schnell wieder einen Rückfall bekommen kann. So darf ich meiner Nahrung keinen Zucker mehr zuset-zen, weil dieser den Pilz nährt. Schon ein paar Mal einen Teelöffel Zucker in meinem Tee, und das Spiel geht wieder von vorne los.

Cetirizin

Mein Antihistaminikum seit Ausbruch der Krankheit ist Ceti-rizin. Bis jetzt komme ich damit sehr gut zurecht und hoffe, dass das so bleibt. Cetirizin gibt es von mehreren Herstellern. Ich bleibe möglichst immer beim Präparat desselben Herstellers, da ich dann sicher sein kann, dass ich auch die Zusatzstoffe in der Tablette ver-trage. Falls Cetirizin bei Ihnen nicht gut wirkt oder Sie müde macht, gibt es noch andere Antihistaminika, denen ein anderer Grundstoff zugrunde liegt. Hier hilft nur Ausprobieren in Zusammenarbeit mit Ihrem Arzt.

D

Diaminoxidase (DAO)

DAO ist die Abkürzung für Diaminoxidase, ein → Enzym, das für den Abbau von Histamin und anderen biogenen Aminen im Körper verantwortlich ist. Ist der Wert der Diaminoxidase vermin-dert (< 10 Einheiten / ml), kann Histamin nicht mehr richtig abge-baut werden, und es liegt wahrscheinlich eine Histamin-Intoleranz vor. Leider ist der DAO-Wert nicht der einzige Indikator. Wie schon erwähnt, gibt es auch Fälle von Histamin-Intoleranz, bei denen der DAO-Wert stimmt und trotzdem im Stuhl größere Mengen von Histamin zu finden sind.

Darm

Dass die Histamin-Intoleranz eine Krankheit ist, die in engem Zusammenhang mit dem Darm steht, ist den meisten HIT-Patienten bekannt. Doch nicht nur die geschädigte Darmschleimhaut ist ein Faktor für die HIT. Wenn im Darm nicht genügend → Diaminoxidase gebildet wird, kann der Abbau von Histamin vom Körper nicht mehr bewältigt werden. Die Symptome sind für den Patienten in beiden Fällen dieselben. Nach einer gründlichen Untersuchung muss der Darm häufig durch Medikamente gestützt werden, welche die Darmschleimhaut wieder aufbauen. Es gibt viele Darmaufbaupräparate und der HIT-Patient muss eventuell mehrere Präparate ausprobieren, bis er die für ihn verträglichsten herausgefunden hat. Diese Aufbaumaßnahme ist aber ungemein wichtig, da der Darm seine volle Funktion nur wieder aufnehmen kann, wenn die Schleimhaut sich regeneriert. Auch wenn das nicht in allen Fällen ganz gelingt, so kann man mit den richtigen Präparaten meistens zumindest eine Besserung erreichen.

Diagnose

Um eine Diagnose für die HIT zu bekommen, sollte neben einer Blut- unbedingt auch eine Stuhlanalyse erfolgen (→ Diaminoxidase, Stuhltest). Bei mir wurde noch eine Darmspiegelung vorgenommen, um sicher zu gehen, dass keine anderen Auslöser für die HIT vorliegen. Besonders aussagekräftig ist eine über mehrere Wochen streng histaminfreie Diät. Wenn sich in dieser Zeit die Beschwerden bessern, ist das ein starker Hinweis darauf, dass eine HIT vorliegt. Außerdem sollte in diesen Wochen ein Ernährungstagebuch geführt werden. So kann man deutlich ablesen, in welchen Fällen Beschwerden aufgetreten sind und welche Nahrungsmittel man in Zukunft meiden sollte. Leider gibt es auch eine Menge Nahrungsmittel, die zwar auf der „Erlaubt"-Liste stehen und trotzdem für den ein oder anderen Patienten nicht verträglich sind. Nach einigen Wochen hat man somit nicht nur einen Hinweis darauf, ob eine HIT vorliegen könnte, sondern man hat auch für die weitere Ernährung ein paar Sicherheiten hinzugewonnen.

Diät

Wenn sich der Verdacht bestätigt, dass eine Histamin-Intoleranz vorliegt, dann bleibt dem Betroffenen leider keine andere Wahl, als sich an die Nahrungsmittel zu halten, die bei einer HIT verträglich sind. Lassen Sie sich aber nicht entmutigen und denken Sie daran, dass in einigen Fällen nach einer eisernen histaminarmen Ernährung die Patienten langsam wieder mit einem Nahrungsmittelaufbau beginnen konnten und nach einer gewissen Zeit ganz beschwerdefrei waren. Sollte das allerdings nicht gelingen, bleibt wirklich nur die dauerhafte Einhaltung der Diät. Ich muss das schon seit mehreren Jahren machen und finde die Situation alles andere als schön. Trotzdem komme ich inzwischen besser damit zurecht und versuche aus dem, was mir bleibt, das Beste zu machen und lasse mich seelisch davon möglichst nicht belasten. Denn wenn die Psyche auch noch aus dem Gleichgewicht gerät, wird es sicher noch viel schwieriger. Das versuche ich zu vermeiden. (→ Eliminationsdiät)

Durchfall

Durchfälle sind bei dieser Krankheit immer wieder ein Thema. Sowie ich ein Nahrungsmittel erwische, das mir nicht bekommt, oder wenn ich einem → Liberator ausgesetzt war, reagiert mein Darm postwendend. Als erstes nehme ich mein → Antihistaminikum. Dann trinke ich Heidelbeer-Vollfrucht-Saft (mehr dazu in Teil 3: Kleine Tipps aus der Naturheilkunde). Aber auch hier gilt: Zuerst einmal ausprobieren, ob sie Heidelbeeren und Reis vertragen. Vor einigen Wochen habe ich zum ersten Mal die einfachen Kohlekompretten ausprobiert und habe sie nicht nur gut vertragen, sondern konnte auch feststellen, dass sie für den Notfall eine prima

Hilfe sind. Die Kompretten kann man vor allem auch immer mitnehmen. (→ Heidelbeeren, Reis)

E

Eliminationsdiät

Zur Diagnosefindung wird der behandelnde Therapeut Ihnen wahrscheinlich eine Eliminationsdiät verordnen. Das bedeutet, dass Sie sehr histaminarm essen und trinken müssen. Außerdem gilt es die sogenannten Histamin-Liberatoren zu meiden. So kann man nach relativ kurzer Zeit schon eine Tendenz erkennen, ob womöglich eine HIT vorliegt oder nicht. Es gibt auch die brachialere Methode, bei der sich der Patient einen Provokationstest unterzieht. Mein behandelnder Arzt und mein Dermatologe sagen beide aus, dass das Ergebnis der Diät ein wichtiger Faktor in der Diagnosefindung ist. Wenn dann noch der DAO-Wert im Blut verringert ist oder/und der Histamingehalt im Stuhl erhöht ist, genügt das eigentlich für eine Diagnose. Wenn Sie sich nach einem Provokationstest sicherer fühlen, dann lassen sie ihn unter guter ärztlicher Aufsicht (evtl. in einer Klinik) durchführen. (→ Provokationstest)

Entzündungen

Leider habe ich eine auffallende Entzündungsanfälligkeit, die sich seit Ausbruch der Krankheit sehr verstärkt hat (Bindehaut, Mundwinkel, Lippen, Zahnfleisch, Zunge, Blase und geschwollene Lymphknoten, um nur die wichtigsten zu nennen). Außer der Einnahme einiger naturheilkundlicher Medikamente kann ich nicht viel dagegen unternehmen. Zum Glück kommen und gehen diese Beschwerden immer wieder. Das bedeutet, dass sie sich nicht festsetzen. Das wäre noch schlimmer. Trotzdem ist diese Situation sehr unangenehm und manchmal auch nervig. Manchmal sehen meine Lippen aus, als wäre ich mit einer groben Reibe darüber gefahren und fühlen sich auch so an. Da brennt jeder Bissen und das Essen macht keinen allzu großen Spaß.

Enzyme

Enzyme sind Proteine (Eiweißmoleküle), die in allen Körperzellen zu finden sind und dort die Aufgabe eines Katalysators übernehmen. Sie sind an der Steuerung vieler Abläufe beteiligt. So zum Beispiel auch bei der Verdauung. Auch die → Diaminoxidase ist ein Enzym und ihre Aufgabe ist eben der Abbau von Histamin. Ist im Körper zu wenig davon vorhanden, kann Histamin nicht vollständig abgebaut werden, gelangt (oft durch eine durchlässige Darmschleimhaut) ins Blut und verursacht die typischen Beschwerden einer Histamin-Intoleranz.

Erkältung

Jede noch so kleine Infektion wird für mich zu einer Herausforderung. Besonders gilt das für Erkältungen, die ja im Winter mit schöner Regelmäßigkeit um sich greifen. Zuerst bringe ich unserem Bekannten- und Freundeskreis die neue Situation nahe und bitte darum, dass mir niemand, der erkältet ist, die Hand schüttelt oder noch schlimmer, mich mit Küsschen begrüßt. Das klappt nach relativ kurzer Zeit recht gut. Doch was tun, wenn es mich trotzdem erwischt hat? Auch wenn jetzt vielleicht der ein oder andere Mediziner entnervt die Augen verdreht, so muss ich trotzdem schreiben, dass ich homöopathische Medikamente einnehme, um die Beschwerden zu lindern. Eine einfache Frage: Was würden Sie tun, wenn sie die herkömmlichen Medikamente fast ausschließlich nicht mehr vertragen? Würden Sie auf alles verzichten und leben wie im Mittelalter oder doch wenigstens auch Alternativen suchen und probieren? Ich bin fürs Probieren und mache damit gute Erfahrungen. Da ich das Glück habe, auch noch diverse Muttersäfte und Vollfruchtzubereitungen zu vertragen, kann ich mir auch damit recht gut helfen. Gerade Holunder und Brombeere sind bei Bronchial- und Halsbeschwerden aus verschiedenen Gründen angebracht. Heißes Ingwerwasser wirkt antibakteriell und stärkt das Immunsystem.

Ernährungsprotokoll

Beispiele für ein Ernährungsprotokoll finden sich in Teil 2 dieses Buches unter „Ernährungstipps".

F

Fertiggerichte

Fertiggerichte sind in der Regel Gerichte, die durch Haltbarmachung → biogene Amine (vor allem Histamin) enthalten, und sollten bei einer HIT unbedingt gemieden werden. Dazu zählen Dosen- und Tütensuppen, Pizzen (die allerdings auch frisch bei einer HIT unverträglich sind), sowie zum Beispiel auch Salatdressings zum Anrühren und vieles mehr. Hier gilt: je frischer die Lebensmittel, die man zur Nahrungszubereitung verwendet, desto geringer das Risiko für den Patienten.

Fleisch

Fleisch ist unter Umständen ein wichtiger Bestandteil der Nahrung, wenn der Patient, so wie ich, nur wenige andere Lebensmittel verträgt. Es dient dazu, den Eisen- und Eiweißgehalt zu decken, und ich spüre auch, dass mich eine Rinderbrühe kräftigt. Bei Fleisch gilt das Frischegebot ganz besonders, da es schnell verdirbt und somit schnell Histidin in Histamin umwandelt. Mehr dazu in Teil 2 unter „Ernährungstips".

Früchte

Es gibt einige Fruchtsorten, die bei Histamin-Intoleranz erlaubt sind. Natürlich muss der Patient auch hier vorsichtig probieren, ob und wie viel er verträgt. Wichtig ist, dass das Obst ganz frisch ist. Ich bin inzwischen dazu übergegangen, mir lieber Muttersäfte oder Vollfruchtsäfte aus dem Reformhaus zu holen („Vollfrucht" bedeutet, dass die ganze Frucht vermahlen und in Flaschen gefüllt wird. Vollfruchtsäfte fließen meistens nur sehr zäh aus der Flasche heraus und sind unglaublich ergiebig). Bis jetzt habe ich damit gute Erfahrungen gemacht. Momentan vertrage ich:

Cranberry-, Heidelbeer- und Sanddorn-Vollfrucht und Aprikosen-, Brombeer, Holunder- und Sauerkirsch-Muttersaft. Wenn ich die Flasche geöffnet habe, gefriere ich den Inhalt sofort ein. Bei Vollfrucht empfiehlt es sich, die Portionen in Eiswürfelbehälter zu füllen (2 Würfel entsprechen ungefähr 4 Esslöffeln Saft) und bei Muttersaft benutze ich kleine Dosen, die ich mit ca. 60-70 g Muttersaft fülle. Beim Auftauen übergieße ich sie mit heißem Wasser, da ich die warmen Säfte als wohltuender empfinde als die kalten. Das ist aber eine rein subjektive Vorgehensweise, die mit der Histamin-Intoleranz selbst nichts zu tun hat.

G

Geld

Sie werden sich vielleicht fragen, was dieses Thema in diesem Buch zu suchen hat. Es muss aber leider angesprochen werden, da die Krankheit Unsummen verschlingt. Ich brauche regelmäßig Medikamente zur Darmunterstützung und -sanierung, die alle recht teuer sind. Dazu kommen noch andere Aufbaupräparate, die mir helfen, den Gesundheitszustand etwas zu stabilisieren; die meisten sind nicht verschreibungspflichtig. Nicht zu vergessen sind die Behandlungskosten in der Klinik. Da es keine gesicherten Erkenntnisse zu HIT gibt, kann ich bei der Krankenkasse auch kein Geld dafür beantragen. Außerdem bin ich darauf angewiesen, hochwertige, ganz frische Nahrung zu kaufen und viele Nahrungsmittel entweder im Reformhaus zu erstehen oder in einem entsprechenden Versandhandel zu bestellen. So haben wir HIT-Patienten ein doppeltes Problem: Wir müssen mit der Krankheit selbst zurechtkommen und deren hohe Kosten selbst tragen.

Gerüche

Ich habe mit bestimmten Gerüchen immer wieder meine Probleme. Evtl. hängt das ja mit meinem Kälteasthma zusammen. Besonders reagiere ich auf Farben und Lacke, welche Lösungsmittel enthalten; aber leider auch auf Parfums oder parfümierte Kosmetika. Schlimm ist es, wenn ich mich in einem Raum mit mehreren Leuten befinde und nicht einfach aufstehen kann und einen anderen Platz einnehmen (Kino, Kirche, Konzerte etc.). Zuerst beginne ich zu hüsteln und wenn ich das „Übel" nicht ausschalten kann, nach einer Weile immer heftiger zu husten. Dabei beschleunigt sich (wieder einmal) mein Puls und ich muss mein Antihistaminikum einnehmen.

Im Internet entdecke ich immer öfter, dass auch andere HIT-Patienten dieses Problem haben. Da aber, wie auch bei den anderen Symptomen, keine Forschungsergebnisse dazu vorliegen, sind die von mir beschriebenen Beschwerden lediglich eigene Erfahrungen oder Erfahrungen von anderen Betroffenen.

Getreide

Getreide und Gräser sind für mich ein großes Problem. Wie am Anfang des Buches erwähnt, kann ich lange Zeit nur Reisprodukte essen und bin dann glücklich, als endlich die Hirse dazukommt. Im Laufe der Jahre klappt es zu meiner großen Freude mit Roggen, Kamut, Teff und Dinkel. Ich bin glücklich. Doch genauso wie ich langsam aufbaue, fallen mit der Zeit eben diese Getreide und Grässersorten wieder aus dem Programm. Eine Tatsache, die ich heute noch nicht verstehen kann, aber im Internet auch in den Schilderungen anderer HIT-Patienten schon gelesen habe. Das letzte Getreide, das ich wieder „hergeben" muss, ist der Dinkel, den ich so gern esse. Nur noch den Brei kann ich manchmal vertragen. Alles andere wie zum Beispiel Nudeln, Kekse etc. verursachen Unwohlsein und je nach gegessener Menge einen Anfall.

Gewicht

Das Gewicht ist bei uns HIT-Patienten oft auch ein Problem. Durch die wegen der vielen Unverträglichkeiten eingeschränkte Ernährung und die häufigen Durchfälle ist es schwierig, ein einigermaßen vertretbares Gewicht zu halten. Meistens landet man unfreiwillig im Untergewicht. Ich versuche möglichst viel zu essen und die fehlenden Kalorien mit Fett auszugleichen. Jede Reiswaffel und fast jeder Keks wird (falls ich nicht unterwegs bin) mit Fett bestrichen (meine Margarine aus dem Reformhaus). Das kräftigt wenigstens ein bisschen. Allerdings habe ich im Internet immer wieder gelesen, dass es bei HIT auch die andere Variante gibt, nämlich, dass die Patienten Übergewicht haben und dies nicht senken können. In beiden Fällen wäre ein Gespräch mit einem Ernährungsberater unter Umständen hilfreich. Morgens vor dem Frühstück esse ich im Wechsel eine Reiswaffel oder ein Quinoa-Knäcke mit einem Teelöffel Hanf- bzw. Rapsöl. Das sind noch einmal zusätzliche Kalorien, die ich über sehr hochwertige Öle decke, was meinem Gewicht mit Sicherheit zuträglich ist.

Gewürze

Gewürze sind bei mir leider sehr problematisch. Wer Gewürze ausprobieren möchte, sollte auf keinen Fall fertige Gewürzmischen kaufen, sondern die einzelnen Kräuter vorsichtig probieren und, wenn unbedingt notwendig, später mischen.

H

Hausmittel

Früher habe ich viele kleinere „Wehwehchen" mit Hausmitteln kuriert und stehe nach der Diagnose Histamin-Intoleranz ziemlich hilflos vor meiner Hausapotheke. Ich muss von vorn anfangen und nach neuen Möglichkeiten suchen. Das ist schwierig und nimmt viel Zeit in Anspruch.

Haut

Seit dem Ausbruch meiner HIT habe ich massive Probleme mit der Haut. Schon vorher wird bei mir eine Neurodermitis diagnostiziert, aber ich komme einigermaßen damit klar. Ab dem Ausbruch ändert sich das leider und ich habe Ekzeme und Juckreiz (hauptsächlich an den Beinen), und eine → Rosazea an der Nasenspitze, die mich meistens in Zeiten besonders „beglückt", in denen ich mit dem Histamin wieder mehr Probleme habe. Es gibt Zeiten, da könnte ich mich als „Rudolph, the red-nosed Reindeer" anheuern lassen… Was im Moment lustig klingt, ist aber auch eine weitere Belastung. Wer möchte schon zum einem wichtigen Anlass mit einer feuerroten Nase gehen? So gestatte ich mir an „wichtigen" Tagen ein bisschen Puder (für Allergiker) um das Schlimmste zu verdecken. Inzwischen habe ich einige wenige Hautpräparate ohne Duftstoffe gefunden, welche die Beschwerden zumindest lindern.

Heidelbeere

→ Früchte

Heparin

Heparin hemmt die Blutgerinnung und wird zur Thromboseprophylaxe eingesetzt. Besonders vor oder nach Operationen wird Heparin deshalb in Oberschenkel- oder Bauchgewebe des Patienten gespritzt. Ursprünglich wird Heparin, genau wie Histamin in den → Mastzellen gebildet und bei einer Histaminausschüttung mit ausgeschüttet. Deshalb soll Heparin bei einer HIT nicht eingesetzt werden. Die Frage ist allerdings, was es für eine Alternative gibt. Bei meiner Zahn-Operation ist das kein Thema gewesen. Ich bin nach ein paar Stunden ja wieder herumgelaufen, was das Thromboserisiko entschieden senkt.

Herz

Bei einer Histamin-Intoleranz wird das Herz oft in Mitleidenschaft gezogen, obwohl es als Organ nicht geschädigt ist. Bei einem Histaminausstoß kann es zu Herzarrhythmien und heftigem Herzrasen kommen. Derartiges passiert bei relativ vielen Patienten und ist nicht nur unangenehm, sondern behindert einen während des Anfalls massiv. Ich leide an diesen Beschwerden schon Jahre vor Ausbruch der akuten HIT. Meistens dämpft das → Antihistaminikum die Beschwerden ein wenig, aber leider nicht ausreichend. Es gibt homöopathische Salben, die etwas beruhigend wirken und auch homöopathische Globuli. Die Beschwerden verschwinden damit nicht ganz, aber die Präparate lindern etwas. Und dafür ist man in solchen Fällen schon dankbar.

Homöopathie

Homöopathie ist für mich eine gute Alternative geworden. Voraussetzung dafür ist aber die Begleitung durch einen Therapeuten, der sich damit auskennt. Mit der Zeit werden die eigenen Kenntnisse immer besser, und man ist dann auch eher in der Lage zur Selbsthilfe. Allerdings rede ich hier ausdrücklich von Krankheiten und Beschwerden wie Schnupfen, Halsschmerzen, Magenschmerzen etc. Bei ernsteren Beschwerden muss unbedingt zuerst ein Arzt oder Heilpraktiker zugezogen werden.

Hormone

Es gibt Hinweise darauf, dass die weiblichen Hormone und die Histaminproduktion wie folgt in Zusammenhang stehen:

Während einer Schwangerschaft steigt im Körper der Frau der Diaminoxidasespiegel steil an und Beschwerden einer HIT verschwinden meistens ganz. Leider kommen sie aber nach der Geburt des Kindes wieder zurück, weil der DAO-Spiegel dann wieder absinkt.

Die Histamin-Intoleranz betrifft häufig Frauen im Alter ab 40 Jahren; also in einer Zeit, in der sich der weibliche Hormonhaushalt stark verändert. Vielleicht könnte das ein wichtiger Ansatzpunkt sein, wenn denn doch einmal mit Forschung auf diesem Gebiet begonnen wird.

Husten

Seit ca. zwei Jahren beobachte ich einen zunehmenden Hustenreiz, der sich bis jetzt zum Glück nicht in schweren Hustenanfällen äußert, sondern eher in häufigem Hüsteln, das auf die Dauer aber auch anstrengt. Dieses Hüsteln bekomme ich, wenn ich in meiner Nahrung etwas „erwischt" habe, was mir nicht bekommt, aber auch bei Anstrengung und Kälte sowie beim Reiz durch bestimmte Gerüche oder Stäube. Bei starken Beschwerden brauche ich mein Antihistaminikum. Vor „richtigem" Husten habe ich großen Respekt, weil ich immer wieder feststelle, dass jede Form von Husten meinen Puls beschleunigt und ich nach mehreren Attacken restlos erschöpft bin. In Teil 3 „Kleine Tipps aus der Naturheilkunde" finden Sie ein paar Tipps zum Thema Husten. Ich denke, jeder Patient wird mit der Zeit seine Mittel herausfinden. Das gibt einem etwas Sicherheit und nimmt die Angst vor Infektionen oder anderen Erkrankungen. Aber auch hier gilt: Nicht alle Erkrankungen kann man ohne ärztliche Hilfe behandeln.

Hygiene

Da die Verderblichkeit von Nahrungsmitteln bei HIT eine so große Rolle spielt, ist es eigentlich klar, dass absolute Sauberkeit in der Küche vonnöten ist. Ich brauchte eine ganze Weile, um unsere Küche dahingehend zu „optimieren". Zuerst habe ich für mich eigene Lappen und eine eigene Spülbürste organisiert. Beides bewahre ich getrennt von den restlichen Küchenutensilien auf. Um auf Nummer Sicher zu gehen, habe alle meine Lappen die gleiche Farbe. Wichtig ist, dass keine Lappen in der gleichen Farbe auch noch für andere Arbeiten verwendet werden. Ebenso verfahre ich mit der Spülbürste, die aber auch ihren eigenen Platz hat. Es mag sein, dass diese Vorsichtsmaßnahmen Ihnen übertrieben vorkommen. Wenn die HIT aber so ausgeprägt ist wie bei mir, dann sind solche Maßnahmen die einzig vernünftige Vorbeugung.

Ein weiterer wichtiger Punkt ist die Benutzung des Herdes. Ich achte darauf, dass neben meinem Essen nicht gerade ein Topf mit Tomatensauce o.ä. „blubbert". Einfach wegen der Gefahr, dass einige Tropfen der Sauce in meinen Topf spritzen. Bei mir würde das genügen, um einen ordentlichen Anfall auszulösen. Der dritte Punkt, der wahrscheinlich nicht für alle durchführbar ist, dass ich ein kleines Stück der Arbeitsfläche für mich reserviert habe (je größer die Familie, desto schwerer wird dies durchzuführen sein). Aber wenn es möglich ist, gibt das zusätzlich Sicherheit. Trotzdem kann immer einmal etwas schiefgehen. Deshalb immer „Augen auf", wenn sie in der Küche arbeiten. Mein Mann passt mit mir zusammen sehr auf, dass alles klappt. Trotzdem habe ich letztes Jahr (mit viel Glück) zufällig gesehen, dass die Besteckschublade nicht ganz geschlossen war. Als ich sie aufzog und das Besteck prüfte, entdeckte ich auf den Löffeln eine feine mehlige Spur. Nach längerem Suchen kamen wir auf des Rätsels Lösung. Mein Mann hatte morgens Cappuccino-Pulver in einen Becher gelöffelt und dabei wohl etwas davon verschüttet – und ausgerechnet in die nicht ganz geschlossene Schublade. So etwas passiert mit Sicherheit nicht täglich, aber es zeigt, dass wir immer achtsam sein müssen, um Zwischenfälle zu vermeiden. Auch wenn sich das jetzt sehr kompliziert anhört, so ist die Durchführung nach einer Eingewöhnungsphase halb so schlimm. Vieles wird mit der Zeit zur Routine und braucht dann auch nicht mehr so viel Zeit wie am Anfang. Ich kann gut verstehen, wenn Ihnen das jetzt am Anfang alles über den Kopf wächst. Auch ich dachte, dass ich das alles nie auf die Reihe bringe. Doch inzwischen läuft es recht gut.

Noch ein Tipp zum Thema Hygiene. Ich habe mir angewöhnt, dass jedes Stückchen von meinem Essen (zum Beispiel Reiswaffel, Hirsekeks etc.), das mir vom Teller fällt, sofort aussortiert wird. So können keine Keime von Nahrungsmitteln der anderen Familienmitglieder daran haften bleiben. Seit ich diese Vorsichtsmaßnahmen einhalte, kommen „unerklärliche" Anfälle längst nicht mehr so oft vor. Dafür rentiert sich dieser Aufwand auf alle Fälle. Außerdem ist es ratsam, nicht mehr mit anderen aus einem Glas zu trinken und das eigene Glas nicht allzu lange stehen zu lassen. Entweder spüle ich es zwischendurch schnell ab oder stecke es in die Spülmaschine und nehme mir ein neues. All diese Kleinigkeiten können uns HIT-Patienten vor unangenehmen Überraschungen schützen.

I

Ingwer

Ingwer wärmt den Körper, wirkt gegen Übelkeit und stärkt das Immunsystem. Ich habe das große Glück, dass ich ihn gut vertrage. Da ich bei den Ingwerknollen im Laden nicht weiß, wie alt sie sind, kaufe ich meistens Ingwer getrocknet im Päckchen. Man bekommt ihn bei verschiedenen Bio-Anbietern. Für den Notfall (bzw. wenn es eilt) habe ich auch Ingwer im Teebeutel, der im Supermarkt erhältlich ist. Abgesehen davon, dass ich ganz froh bin, außer dem Rooibostee noch ein zweites Heißgetränk zu vertragen, setze ich Ingwer auch bei Infekten oder Übelkeit ein und habe recht guten Erfolg damit. In der Klinik bekomme ich zeitweise Ingwerwickel auf die Nieren, um das Immunsystem zu stärken. Wenn man Ingwer bei einer HIT gut verträgt, hat man ein recht gutes Hausmittel, das leicht zu beschaffen ist.

Immunsystem

Meine Anfälligkeit gegenüber Infekten hat sich seit Beginn der HIT-Behandlung deutlich verringert. Ich führe das darauf zurück, dass durch die Behandlung mein Immunsystem gestärkt wird. Meine Anfälligkeit für Entzündungen ist allerdings enorm gestiegen: Augen, Blase, Zahnfleisch, Lymphknoten, eingerissene Lippen etc. Diese Begleitsymptome sind recht unangenehm, zumal ich in den meisten Fällen nicht viel mehr tun kann, als abzuwarten, bis sich die Beschwerden wieder bessern. (→ Mastzellen, Mandelentzündung)

K

Klimakterium

Leider gibt es auch keine Untersuchungen darüber, inwieweit das Klimakterium mit der Histamin-Intoleranz zusammenhängt. Auffallend ist allerdings, dass die HIT häufig Frauen ab ca. 40 Jahren Lebensalter betrifft, was ja schon ein Hinweis sein könnte, dass der Hormonhaushalt bei dieser Krankheit eine Rolle spielt. (→ Hormone)

Kontrastmittel

Sämtliche Kontrastmittel, wie man sie häufig beim Röntgen benutzt, setzen im Körper Histamin frei, sind daher für HIT-Patienten kaum verträglich und stellen somit ein großes Risiko dar. Wenn keine andere Möglichkeit besteht und unbedingt ein Kontrastmittel verwendet werden soll, muss ein Antihistaminikum vorgespritzt werden, um eine massive Histaminausschüttung zu verhindern bzw. das Histamin schnell wieder abzubauen. Wichtig ist vor allem, dass der behandelnde Arzt über die HIT-Erkrankung informiert wird. Ich habe ein Attest meines Arztes in meiner Handtasche und im Handschuhfach des Autos. Das ist insofern wichtig, weil man im Notfall nicht immer den Kopf und die Zeit dazu hat, alles zu erklären, was der Arzt wissen muss. Außerdem habe ich so eher die Chance, dass ein Arzt, der mich nicht kennt, die Krankheit ernst nimmt und aufpasst.

Kosmetik

Ein heikles Thema ist für mich inzwischen auch die Kosmetik geworden. Obwohl ich eigentlich immer schon darauf geachtet habe, „natürliche" (Bio-Kosmetik) zu verwenden, vertrage ich einige Produkte nicht mehr. Das äußert sich in asthmaähnlichen Reaktionen beim Einatmen bestimmter Geruchsstoffe (ob die HIT oder einfach Allergien der Grund sind, ist zurzeit noch nicht bestimmbar, da auf diesem Gebiet ja leider noch nicht geforscht wird). Inzwischen bin ich deshalb auf eine „Babyserie" umgestiegen, deren Geruch sehr dezent ist und die ich prima vertrage.

Lippenstift benutze ich seit Ausbruch der Krankheit überhaupt keinen mehr. Im Laufe der Zeit gelangt doch ein Teil der Farbe in den Mund, das lässt sich gar nicht vermeiden. Aber auch hierüber muss jeder Betroffene für sich selbst entscheiden. Ich möchte hier vor allem einen Denkanstoß geben, falls die Krankheit sich bei Ihnen auch sehr heftig äußert und Sie oft nicht erkennen können, woher Ihre Beschwerden stammen.

Krankenhausaufenthalt

Falls man nicht als Akutfall in eine Klinik muss, ist es gut, schon vorher ein paar Dinge zu regeln. Als ich ins Krankenhaus muss, rufe ich vor meinem Aufenthalt auf der Station an, schildere der Schwester kurz meine Situation und frage, ob ich meine Margarine in einem Kühlschrank lagern kann. Das sagt sie mir sofort zu. Dann frage ich, ob es eine Möglichkeit gibt, dass ich eine HIT-Diät bekomme. Sie verspricht, sich für mich zu erkundigen. Leider bekomme ich am nächsten Tag einen abschlägigen Bescheid, was ich halbwegs erwartet habe. Da nur ein Aufenthalt von drei Tagen geplant ist, entschließe ich mich, meine „Trockennahrung" mitzunehmen. Zwischendurch hole ich mir meine gekühlte Margarine aus dem Stationskühlschrank, damit ich wenigstens ein paar Kalorien zu mir nehmen kann. Am dritten Tag allerdings könnte ich ohne weiteres einen Elefanten allein verspeisen … Ich habe grässlichen Hunger und bin glücklich, als ich zu Hause die erste warme Mahlzeit zu mir nehmen kann.Ebenfalls wichtig bei einem Klinikaufenthalt ist, das Personal darüber zu informieren, was auf alle Fälle beachtet werden muss (zum Beispiel ist → Heparin bei einer Histamin-Intoleranz problematisch). So gibt es noch einige Dinge, die von Patient zu Patient variieren. Am besten bringt man diese wichtigen Punkte in schriftlicher Form mit und achtet selbst darauf, dass sie eingehalten werden. (→ Kontrastmittel, Lokalanästhetika, Medikamente, Operation)

L

Leaky Gut Syndrom

Der Name „Leaky gut" ist eher in der Naturheilkunde zu finden und bedeutet "durchlässiger Darm". Die Schulmedizin spricht in diesem Fall von einer „angegriffenen Darmschleimhaut". Die in der Darmschleimhaut angesiedelten Bakterien sind normalerweise im Gleichgewicht. Wird dieses gestört, können sie ihre Aufgaben nicht mehr richtig wahrnehmen, die in erster Linie bei der Abwehr eine große Rolle spielen (Entgiftung des Körpers, Abwehr krankmachender Bakterien, Abwehr von Hefepilzen etc.). Bei Leaky Gut handelt es sich um eine erhöhte Durchlässigkeit der Dünndarm-Darmwand. Dadurch gelangen Teile des Darminhaltes (zum Beispiel Bakterien, unverdaute Nahrungsbestandteile, Histamin) ins Blut und lösen dort zum Teil heftige Abwehrreaktionen im Körper aus.

Liberatoren

Histamin-Liberatoren sind Stoffe, die selbst kein Histamin enthalten, aber den Körper dazu anregen, eigenes Histamin aus den Mastzellen freizusetzen. Leider gibt es eine ganze Menge von Stoffen, die als Histamin Liberatoren fungieren. Dazu zählen viele Wirkstoffe von → Medikamenten, → Kontrastmittel, → Tees, Kräuter, natürliche Lebensmittel, Lösungsmittel, Duftstoffe und vieles mehr. Ich habe mir angewöhnt, jedes Mal, wenn ich etwas „Neues" ausprobieren möchte, zuerst einmal im Internet zu fahnden, ob ich über den infrage kommenden Stoff etwas herausfinden kann. Auch hier schaue ich bei meinen Favoriten (*http://www.histaminintoleranz.ch* und *http://www.libase.de*) zuerst nach. So habe ich schon einmal einen Anhaltspunkt und kann entscheiden, ob ich weitersuchen muss bzw. will oder ob mir die Informationen ausreichen. Man kann nicht alle Liberatoren auswendig lernen, aber im Laufe der Zeit kennt man sich auch auf diesem Gebiet immer besser aus, was wiederum dazu beiträgt, sicherer zu werden.

Lokalanästhetika

Leider sind im Falle einer HIT Lokalanästhetika kaum verträglich. Ich habe kurz vor dem akuten Ausbruch meiner Krankheit bei meinem Zahnarzt zweimal so massiv auf Anti-Schmerzspritzen reagiert, dass ich es heute gar nicht mehr zu versuchen wage. Ich habe mit meinem Zahnarzt vereinbart, dass er Eingriffe, die ohne Spritze machbar sind, ohne Betäubung vornimmt (und das klappt bis jetzt ganz gut) und mich, wenn große Eingriffe nötig sind, in eine Zahnklinik überweist, wo größere Maßnahmen unter Vollnarkose vorgenommen werden können.

Lymphknoten

Seit einigen Jahren sind meine Lymphknoten eigentlich ständig geschwollen – mal mehr, mal weniger. Wenn die Knoten sich vergrößern und schmerzhaft werden, streiche ich eine homöopathische Salbe darauf und erfahre dann wenigstens etwas Linderung. Aber ganz schwellen sie leider nicht mehr ab. Ich fürchte, dass ich mich an häufig geschwollene Lymphknoten gewöhnen muss. Vermutlich sind sie Ausdruck eines Immunsystems, das nicht ganz so reagiert, wie es sollte.

M

Mandelentzündung

In der ersten Zeit meiner HIT habe ich ständig entzündete Mandeln, die sich durch nichts beruhigen lassen. Der Zustand bessert sich erst nach einer zweijährigen Einnahme von Symbioflor 1, was darauf hinweist, dass das eigentliche Problem mit dem Darm zu tun hat. Leider muss ich das Medikament nun ständig einnehmen, da sonst mein Darm und meine Mandeln wieder Probleme machen. Auch hierdurch entstehen weitere Kosten, die wehtun. Aber wenigstens hilft mir das Präparat so gut, dass meine Mandeln wieder „normal" arbeiten können.

Mastzellen

Mastzellen sind ein Teil des → Immunsystems, und ihre Aufgabe besteht in der Abwehr von Bakterien oder anderen Stoffen, die dem Körper gefährlich werden können. In der Mastzelle befinden sich kleine Blasen, in denen eine Vielzahl an Botenstoffen eingelagert sind, die der Körper zur Abwehr braucht; unter anderem auch Histamin. Die Mastzellen schütten bei einem „Angriff" auf den Körper Histamin und einen Teil der anderen Botenstoffe aus, um die Eindringlinge abzuwehren und andere Körpersysteme zu alarmieren. Somit haben sie eine äußerst wichtige Aufgabe für das Immunsystem. Wenn allerdings bei diesem Vorgang zu viel Histamin ins Blut gelangt, kann das zu großen Problemen führen. Es gibt verschiedene Auslöser, die diesen Zustand herbeiführen können. Unter anderem die Durchlässigkeit des Darms (→ Leaky Gut-Syndrom), aber auch die → Liberatoren.

Medikamente

Leider wirken viele Stoffe in Medikamenten als Histamin-Liberatoren, oder sie hemmen die → Diaminoxidase in ihrer Funktion. Im ersten Fall schütten die → Mastzellen körpereigenes Histamin aus und im zweiten Fall steht nicht genügend Diaminoxidase für den Abbau bereit. Beides kann bei HIT-Patienten zu heftigen Nebenwirkungen führen. Deshalb ist bei einer Medikamenteneinnahme äußerste Vorsicht geboten. Selbst wenn der Patient sich mit seinem Arzt absprechen kann, weiß er nicht, wie sich das Medikament in seinem speziellen Fall auswirkt. Das führt oft manchmal zu beängstigenden Situationen. Deshalb ist es wichtig, dass man sich so weit wie möglich Informationen und Listen besorgt, um sich über die wichtigsten → Liberatoren und DAO-Hemmer zu informieren. Da HIT als Krankheit noch relativ unbekannt ist, kann es sein, dass der Patient den Arzt erst darauf aufmerksam machen muss, dass ein Medikament nicht angebracht ist, und er muss hoffen, dass der Arzt ihn dann ernst nimmt.

Mineralwasser

Da ich nur Rooibostee und Ingwerwasser vertrage, trinke ich zwangsläufig große Mengen stilles Mineralwasser. Aufgrund meiner Osteoporose habe ich zwei verschiedene Sorten; beide mit viel Kalzium (ca. 600 mg). Ich bin zufällig darauf gestoßen, dass ein hoher Sulfatgehalt bei einer HIT gar nicht gut ist. Doch entweder finde ich Mineralwassersorten, die kaum Mineralien enthalten und somit auch sulfatarm sind oder sie enthalten viele Mineralien und haben einen enorm hohen Sulfatanteil. Hier beißt sich für mich wieder einmal die Katze in den Schwanz. Entweder schade ich meinem Körper, was die HIT betrifft, oder mir fehlt das Kalzium, das ich dringend wegen der Osteoporose benötige. Da ich Milchprodukte überhaupt nicht vertrage, wird es jetzt schwierig. Vielleicht habe ich irgendwann einmal Glück und ich finde ein geeignetes Mineralwasser. (→ Trinken, Wasser)

Mundschleimhaut

→ Schleimhäute

Müdigkeit

Müdigkeit ist seit Ausbruch der HIT zeitweise zu einem Problem geworden. Es gibt Wochen, in denen ich keinerlei Schwierigkeiten damit habe; dann gibt es wieder Zeiten, in denen ich schon beim Aufstehen todmüde bin. Diese Tage sind beschwerlich und ich bin froh, wenn ich außer meinem „normalen" Tagesprogramm keine weiteren Aufgaben zu bewältigen habe. In solchen Momenten bin ich schon etwas frustriert, weil ich dann manchmal das Gefühl habe, dass das Leben einfach an mir „vorüberzieht".

N

Nahrungsmitteltabellen

Im Internet findet man inzwischen einige Tabellen, denen man entnehmen kann, welche Nahrungsmittel bei HIT geeignet bzw. ungeeignet sind. Ich weiß, dass ich mich wiederhole. Trotzdem, bitte nicht vergessen: Auch die als geeignet gekennzeichneten Lebensmittel müssen vorsichtig probiert werden, da jeder Patient anders reagiert. Leider gibt es keine allgemeingültigen und für jeden Einzelfall passenden Tests, die anzeigen, ob Lebensmittel vertragen werden oder nicht, wie dies zum Beispiel bei Allergietests der Fall ist. Das ist eines der großen Probleme dieser Krankheit, dass man selbst testen muss. Je nachdem, wie stark ausgeprägt die Reaktionen des Patienten sind, braucht er ein gutes Nervenkostüm, um sich immer wieder dieser unangenehme Situation zu stellen. Wer hat schon Lust, einen Anfall zu riskieren, nur um ein Stückchen Blumenkohl oder Kartoffel zu probieren. Da dies aber der einzige Weg ist, die Nahrungsmittel wieder aufzubauen, bleibt uns im Grunde nichts anderes übrig. Wichtig ist vor allem, dass anfangs nur winzige Mengen gegessen werden, damit die Reaktion nicht allzu heftig ausfällt. Mir hilft beim Ausprobieren die Vorstellung, wie sehr ich mich freuen werde, falls es klappt. Dass ich während des Essens mein → Antihistaminikum griffbereit neben mich lege, habe ich ja schon erwähnt. So fühle ich mich sicherer und wage immer wieder einmal „den Sprung ins kalte Wasser". Wenn es nicht klappt, bleibt immer noch die Hoffnung, dass es ja noch andere Lebensmittel gibt, die ich vielleicht besser vertrage. Ich verwende unter anderem folgende Nahrungsmitteltabellen:

- http://www.histaminintoleranz.ch/download/SIGHI-Lebensmittelliste_HIT.pdf
- http://www.libase.de/wbb/index.php?page=Thread&threadID=34621

- http://www.nahrungsmittel-intoleranz.com/histaminintoleranz-informationen/histamingehalte-tabelle.html.

Beim Vergleichen der Tabellen können Sie feststellen, dass die Tabellen nicht genau die gleichen Aussagen machen. Das kommt daher, dass die Verträglichkeit der Nahrungsmittel von Fall zu Fall verschieden ist. Ich gehe so vor: Nur wenn das Nahrungsmittel auf allen drei Listen erlaubt ist, mache ich einen Versuch. Diese Vorgehensweise liegt vielleicht daran, dass ich so extrem reagiere. Falls ich doch noch die Chance bekomme, dass die HIT bei mir besser wird, probiere ich sicher auch Nahrungsmittel aus, die vielleicht nur auf zwei statt auf drei Listen als verträglich gekennzeichnet sind. Doch wäre ich schon glücklich, wenn ich alle Nahrungsmittel vertragen könnte, die im „Normalfall" als verträglich gelten. Bis dahin habe ich noch einen weiten Weg vor mir.

Nahrungszubereitung

Nahrung sollte möglichst erst unmittelbar vor dem Essen zubereitet werden, damit sie so frisch wie möglich auf den Tisch kommt. Wenn Sie beim Gemüse nicht sicher sind, ob es frisch genug ist, dann weichen Sie vorsichtshalber auf Tiefkühlgemüse (möglichst BIO) aus. Nicht überall, wo „frisch" draufsteht, ist auch „frisch" drin. Ideal ist natürlich Bio UND frisch. Doch das klappt leider nicht immer.

Nahrung für unterwegs

Ein großes Thema ist für mich inzwischen die Frage: Was kann ich unterwegs unbesorgt essen? Die besten Erfahrungen habe ich bis jetzt mit „Trockenprodukten" gemacht: Das sind bei mir Reiswaffeln, Puffreis, Hirsebällchen, Quinoa- und hefefreies Roggenknäckebrot. In einer kleinen Kühltasche habe ich meine Margarine mit 2 Eisbeuteln gelagert. So muss ich die Waffeln oder das Roggenknäcke nicht trocken herunterwürgen und erziele einen besseren Sättigungseffekt. Damit ich, falls ich länger unterwegs bin, auch eine kleine warme Mahlzeit zu mir nehmen kann, bin ich auf die

Idee gekommen, heißes Wasser in einer Thermoskanne mitzunehmen und in einer kleinen Schüssel Reisflockenbrei und Hirsebrei für Babys oder Vollkornreisflocken anzurühren. Das sättigt für den Moment recht gut, hält aber auch nicht allzu lange vor. Doch besser als nur trockene Reiswaffeln zu essen ist es auf alle Fälle. Ich denke, dass jeder Patient im Laufe der Zeit seine eigenen Ideen entwickelt. Das hier sind lediglich meine Erfahrungen, die dem einen oder anderen Patienten für den Anfang eine Hilfestellung sein können (auch hier gilt wieder: zuerst testen, ob Sie die geplanten Lebensmittel überhaupt vertragen!).

Notfall-Set

Es gibt ein spezielles Notfall-Set für den Fall eines anaphylaktischen Schocks. In diesem befindet sich ein → Antihistaminikum, Cortison, Asthma-Spray und ein Adrenalin-Autoinjektor. Diese Medikamente sind verschreibungspflichtig und müssen mit dem Arzt abgesprochen werden. Ich habe zum Beispiel kein solches Set, weil ich auf keinen Fall Adrenalin bekommen darf. So habe ich mit meinem behandelnden Arzt vereinbart, dass ich vor allem das Antihistaminikum und das Cortison immer griffbereit habe. Um die Medikamente im Notfall sofort zur Hand zu haben, trage ich ein Armband mit einem kleinen „Geheimfach", in dem ich die Tabletten aufbewahre. Genauso kann man sie aber auch in einem Medaillon um den Hals tragen. Wichtig ist nur, dass sie schnellstens zur Hand sind, wenn es zu einer starken Histaminausschüttung kommt (beispielsweise bei einem Autounfall). Seit ich das Armband habe, fühle ich mich weitaus sicherer als früher und trage es deshalb auch Tag und Nacht.

O

Ölziehkur

Mein Zahnarzt und mein behandelnder Arzt der HIT empfehlen mir unabhängig voneinander regelmäßig eine „Ölziehkur" durchzuführen. Die Durchführung ist recht einfach. Morgens nach dem Aufstehen wird ein Teelöffel pures, hochwertiges reines Öl ich nehme Hanf- und Rapsöl) zehn bis fünfzehn Minuten im Mund hin und her bewegt und durch die Zähne gezogen. Auf diese Weise sollen Krankheitserreger im Öl gebunden werden. Das Öl darf deshalb nicht geschluckt werden, sondern wird nach dieser Zeit ausgespuckt. Dann wird der Mund mehrfach gründlich ausgespült, die Zähne werden geputzt und ich reinige noch die Zunge mit einer weichen Zahnbürste. Der Ehrlichkeit halber muss man sagen, dass es keine Studien und gesicherten Nachweise für die Wirksamkeit dieses Verfahrens gibt. Ich merke aber besonders bei einer beginnenden Erkältung, dass mir das Ölziehen gut tut. Vor allem aber hat sich der Zustand meines Zahnfleisches verbessert. Deshalb betreibe ich das Ölziehen regelmäßig, aber ohne daraus eine Religion zu machen.

Operation

Bei Operationen ist es absolut wichtig, dass der behandelnde Arzt über die HIT aufgeklärt wird. Ich habe sämtliche Unterlagen mitgenommen und auch die ärztliche Bescheinigung schon vor der Anmeldung vorgelegt. Problematisch wird es, wenn man keine ärztliche Bescheinigung hat. Trotzdem sollte der Patient darauf bestehen, dass besprochen wird, wie die Narkose stattfinden soll und ob vorgespritzt wird. Ich bekomme bei meiner Zahn-OP ein Antihistaminikum und Cortison (ziemlich hoch dosiert) und spezielle Narkotika. Der Anästhesist hat sie sich aufgrund der Unterlagen zusammengestellt, und die Narkose und der Eingriff klappen Gott sei Dank problemlos. Mir ist es lediglich eine Weile extrem schwindlig und ich fühle mich wie in einem Rausch. Doch nach einer guten Stunde ist das Schlimmste überstanden. (→ Krankenhausaufenthalt)

Osteoporose

Immer wieder lese ich, dass Menschen mit einer Histamin-Intoleranz auch an einer Osteoporose leiden. Doch ist bis jetzt nicht geklärt, ob die Osteoporose tatsächlich mit der HIT in Zusammenhang steht. Es kann genauso sein, dass die eingeschränkte Ernährung und Bewegungs- oder Vitamin D-Mangel die Ursache sind oder ein Vitamin B6-Mangel, der oft bei einer HIT beobachtet wird. Da wohl ca. 80 % der Patienten weiblich und über 40 sind, kann auch das eine Rolle spielen, da in dieser Zeit der Östrogenspiegel der Frau absinkt, was ja auch eine Osteoporose begünstigen kann. Letztendlich spielt es auch keine Rolle, woher die Osteoporose kommt. Wichtiger ist, dass wenn möglich → Calcium und gegebenenfalls → Vitamin D und falls nötig → Vitamin B6 zugeführt wird. Ich regle die Calciumzufuhr mit → Mineralwasser, da ich keine Milchprodukte mehr vertrage. Es gibt Mineralwässer mit ca. 600 mg Calcium pro Liter. So komme ich mit zwei Flaschen pro Tag und 400 mg zusätzlich durch das Vitamin-D-Präparat, auf eine Calciumaufnahme von 1600 mg. Das ist eine gute Dosis. Aber Vorsicht: Zuviel Calcium ist genauso schädlich wie zu wenig.

P

Penicillin

Penicillin ist genau wie andere Antibiotika für einen HIT-Patienten gefährlich und es muss mit dem behandelnden Arzt gemeinsam nach Präparaten gesucht werden, die wenigstens bedingt bei dieser Diagnose verträglich sein können. Penicillin ist ja auch bekannt dafür, dass es relativ häufig Allergien auslöst, was bei einer Histamin-Intoleranz möglichst zu vermeiden ist. (→ Antibiotikum)

Provokationstest

Es gibt verschiedene Möglichkeiten, eine Histamin-Intoleranz nachzuweisen. Die einfachste ist die → Eliminationsdiät,. Wenn sich während dieser Diät die Beschwerden bessern, ist das schon der erste Hinweis auf eine HIT. Die zweite Möglichkeit ist die → Blutuntersuchung, bei der die → Diaminoxidase gemessen wird. Ist sie zu niedrig, ist das ebenfalls ein Hinweis. Auch ein erhöhter Histaminspiegel in Blut oder Stuhl deutet auf diese Krankheit hin. Natürlich bleibt auch noch die Provokationsdiät, die ich für mich persönlich aber ablehne, weil meine Beschwerden so extrem sind. Ich möchte dieses Risiko nicht eingehen, da mir die Anfälle, die ich schon hinter mir habe, für die nächsten 20 Jahre reichen. Freiwillig setze ich mich so einer Situation nicht aus. Mein behandelnder Arzt und mein Dermatologe sind der gleichen Meinung. Was für ein Glück!

Ich hoffe, dieses Buch kann dazu beitragen, dass die HIT wenigstens insoweit bekannt wird, dass sie nicht mehr von einigen Ärzten als psychosomatische Störung eingestuft wird. Denn die hier aufgeführten Möglichkeiten zur Diagnosefindung sind nicht so zeitaufwändig, dass sie nicht neben dem Stress in einer Praxis oder Klinik durchgeführt werden könnten. Die einzige zeitaufwendige Methode ist die Eliminationsdiät. Sie ist aber nur zeitraubend für den Patienten und nicht für den Arzt. Es gibt also keine schwerwiegenden Gründe, eine solche Untersuchung abzulehnen.

Putzmittel

Bei Putzmitteln achte ich darauf, dass sie keine stark reizenden Inhaltsstoffe und vor allem keine starken Duftstoffe enthalten. Selbst milde Mittel, die aber einen starken Eigengeruch haben, reizen mich extrem zu Husten. Dasselbe gilt für die Waschmittel. Ich stelle fest, dass unsere Wohnung und unsere Wäsche trotzdem sauber sind und dass wir auch gut ohne die viel gepriesenen „Wundermittel" aus der Werbung leben.

R

Räuspern

Zeitweise beginne ich ohne ersichtlichen Grund „vor mich hin" zu räuspern und merke es oft erst, wenn man mich darauf aufmerksam macht. Wenn ich darauf achte, spüre ich im Rachen einen zähen Schleim, den ich mit Globuli und einer Tasse heißem Ingwertee meistens wieder in den Griff bekomme. Wenn das nicht genügt, trinke ich einen Becher Holunder- oder Brombeersaft (auch gut warm). Dann habe ich wieder für eine Weile Ruhe. Bei libase.de und bei histaminintoleranz.ch findet man zu diesem Thema (wie eigentlich auch zu allen anderen wichtigen Punkten) recht gute Beiträge, die wieder ein Stück weiterhelfen können.

Reizblase

Seit Ausbruch der HIT habe ich wieder vermehrt eine Reizblase, die aber zum Glück nur zeitweise Beschwerden verursacht. Auch Blasenentzündungen stellen sich wieder häufiger ein. Wie schon beschrieben, hilft mir Cranberry Vollfrucht-Saft recht gut als Prophylaxe oder gleich zu Anfang der Entzündung. Weshalb die Beschwerden wie von Geisterhand plötzlich da sind und auch wieder verschwinden, ist bis jetzt, wie so vieles, leider ungeklärt.

Rosazea

Rosazea ist eine Hauterkrankung des Gesichts, wobei sich besonders auf der Nase und deren Umgebung entzündliche Pusteln bilden. Abgesehen davon, dass die Haut dann juckt und brennt, ist diese Entzündung auch optisch nicht gerade ein Schönheitsmerkmal und belastet den Patienten auch deshalb. Bei mir ist die Rosazea fast zeitgleich mit dem Ausbruch der HIT aufgetreten. Wenn ich die Auslöser für die Rosazea möglichst meide oder gering halte, bedeutet das nicht unbedingt, dass die Rötungen zurückgehen. Nur wenn mein Allgemeinzustand bzgl. der HIT gerade gut ist, gehen auch die Pusteln wieder zurück. Hier wäre ich besonders froh, wenn es Erkenntnisse gäbe. Wer läuft schon gern mit einer Clownnase herum? (→ Haut)

S

Salz

Salz drosselt den Ausstoß von Histamin und wirkt somit wie ein natürliches → Antihistaminikum, genauso übrigens wirkt auch → Wasser. Da → Asthma manchmal eine Begleiterscheinung der HIT ist, ist auch hier Salz wichtig, um die Lunge zu befeuchten und den Schleim zu lösen. Deshalb achte ich darauf, genügend Salz zu mir zu nehmen, ohne es zu übertreiben. Das ist nicht immer einfach, da es in manchen Nahrungsmitteln „verstecktes" Salz gibt. In den gesalzenen Reiswaffeln befindet sich zum Beispiel relativ viel Salz. Da ich manchmal große Mengen Reiswaffeln „futtere", gibt es jetzt bei mir gesalzene und ungesalzene im Wechsel. Das empfinde ich als recht gute Lösung. Schließlich will ich meinen zeitweiligen Bluthochdruck nicht weiter in die Höhe treiben.

Schleimhäute

Auch meine Schleimhäute sind seit Ausbruch der HIT ein Thema für mich geworden. Ich habe oft eine wunde Mundschleimhaut, Schwellungen in der Backentasche oder eine raue, schmerzhafte Zunge. Seit letztem Februar hat sich das extrem verschlechtert. Mehrere Wochen schmerzt der ganze Mund beim Essen, dann werden die Beschwerden ohne ersichtlichen Grund wieder besser. Doch bemerke ich nach einer Weile, dass diese Beschwerden zwar viel besser geworden, aber nicht ganz weg sind. Ich habe mich lediglich daran gewöhnt. Wenn ich darauf achte, merke ich, dass sich mein Mund oft anfühlt, als hätte ich etwas zu heißes gegessen oder getrunken. Glücklicherweise sind die Beschwerden meist wieder für einen längeren Zeitraum erträglich, fangen dann aber wieder von neuem an, mich zu plagen. Nach der → Ölziehkur geht es für einige Stunden besser; in diesem Fall erfahre ich aber nur Linderung, keine Heilung. Lindernd haben sich auch Spülungen mit Cranberry-Vollfruchtsaft oder mit Brombeer-Muttersaft erwiesen. Unabhängig von diesen Symptomen bekomme ich in regelmäßigen Abständen extrem rissige Lippen, die bei jeder Mundbewegung spannen. Dagegen habe ich noch keine Mittel gefunden, die mir helfen. Wenn ich Fett auf die Lippen bringe, werden die Beschwerden noch schlimmer. Momentan versuche ich einfach damit zu leben und hoffe auf die nächste Phase, in der die Beschwerden wieder nachlassen.

Serotonin

Tryptophan ist ein → biogenes Amin und wird im menschlichen Körper zu Serotonin umgewandelt. Die → Diaminoxidase baut nicht nur Histamin im Körper ab, sondern auch Serotonin; und das (leider) vorrangig. Dadurch wird fatalerweise der Serotoninspiegel niedriger und der Histaminspiegel höher. So ist es verständlich, dass bei HIT-Patienten oft ein zu hoher Histamin-Wert und ein zu niedriger Serotoninspiegel zusammenkommen. Wenn ein Patient dann noch unter einer Depression leidet, wird es schwierig, da Serotonin wichtig ist, um sich wohl zu fühlen. Hier beißt sich die Katze wieder einmal in den Schwanz.

Schlaf

Da der Körper im Schlaf Histamin abbaut, könnte man denken, dass Schlaf eine wunderbare „Waffe" gegen zu viel Histamin im Körper ist. Leider klappt das bei mir aber oft nicht, da ich bei erhöhtem Histaminspiegel gar nicht oder nur sehr wenig schlafen kann. Die Nacht zieht sich ewig hin, ich probiere sämtliche Entspannungstechniken, die ich kenne, ohne Erfolg und hole irgendwann entnervt ein Buch aus der Schublade und lese Stunde um Stunde. Natürlich macht sich am nächsten Tag der Schlafmangel bemerkbar (bei mir meistens – neben der Müdigkeit – mit beschleunigtem Puls und Druck auf der Brust). Bleibt es bei einer Nacht, kommt der Histaminspiegel bald wieder in normale Bahnen; zieht sich das Ganze über einen längeren Zeitraum, dann rutscht mein Allgemeinbefinden leider ziemlich „in den Keller".

Sodbrennen

Da Histamin die Magensäureproduktion anregt, ist Sodbrennen ein häufiges Symptom bei einer HIT. Glücklicherweise habe ich dieses Symptom nur ganz selten. Mein Arzt hat mir in diesem Fall Heilerde empfohlen, da sie Magensäure auf sanfte Weise bindet. Aber selbst bei solch „harmlosen" Mitteln bitte immer daran denken, vorsichtig zu testen, ob eine Unverträglichkeit vorliegt.

Sommer

Da Hitze bei einer HIT als → Liberator wirkt, sind längere Aufenthalte in Umgebungen mit hohen Temperaturen für mich ziemlich kritisch. Deshalb sorge ich im Sommer prinzipiell für einen Kopfschutz. Ohne Schirmmütze o. ä. wird mir schon innerhalb von Minuten schwindelig und übel. Mit dem entsprechenden Schutz kann ich die Sonne wenigstens in vernünftigen Maßen aushalten. Trotzdem macht mir große Hitze sehr zu schaffen und ich versuche über den Mittag den Aufenthalt im Freien weitgehend zu vermeiden.

Sorbit

Interessant finde ich, dass ich Sorbit als künstlich hergestelltes Süßungsmittel (zum Beispiel enthalten in Zahncreme) gar nicht vertrage, während ich mit natürlichem Sorbit (in Früchten) keinerlei Schwierigkeiten habe. Nahrungsmittel mit künstlichen Süßstoffen sind für uns Patienten ohnehin tabu, aber eine Zahncreme ohne Sorbit zu finden, ist schwierig. Groß wird das Problem für den HIT-Patienten eigentlich erst, wenn er das Sorbit, welches in vielen Früchten vorkommt, auch nicht verträgt, weil das den Speisezettel noch mehr einengt. Trotzdem hilft auch hier nur das Meiden des unverträglichen Stoffes.

Sport

Bewegung ist für jeden Menschen wichtig. So auch für HIT-Patienten; doch da größere Anstrengungen den Histaminspiegel nach oben treiben, kann Sport wirklich nur in Maßen betrieben werden. Auch hier muss jeder seine Grenze finden. Mir bleiben leider nicht mehr viele Möglichkeiten. Doch da wir in einer herrlichen Umgebung wohnen, verlege ich heute den Blick mehr auf die Naturerlebnisse und freue mich daran. Das ist die einzige Möglichkeit, nicht in die Frustration zu rutschen. Das will ich auf keinen Fall, weil sonst die Krankheit noch schwerer zu (er-)tragen wäre.

Spuren von ...

Bis man sich nach der Diagnose über Histamin-Intoleranz genügend informiert hat, besteht die Gefahr, dass man manche Hinweise nicht ernst genug nimmt. Zum Beispiel den Zusatz auf Lebensmittelverpackungen: „Kann Spuren von ... enthalten". Nach den ersten Reaktionen, die mehr oder minder heftig ausfallen können, regt sich dann der Verdacht, dass die „Anfälle" vielleicht genau damit zusammenhängen. Leider genügen schon kleinste Mikroteilchen eines unverträglichen Nahrungsmittels, um uns HIT-Patienten ein paar üble Stunden oder sogar Tage zu verschaffen. Das erste Mal erlebe ich eine solche Reaktion, als ich Dinkelmatzen mit dem Vermerk: „Kann Spuren von Soja enthalten" esse. Während ich mit einem Anfall kämpfe, überlege ich krampfhaft, was ich beim Essen falsch gemacht haben könnte und entdecke den Aufdruck. Von da an achte ich bei jedem neuen Nahrungsmittel darauf, dass ich nichts übersehe. Meistens gelingt mir das auch. Pannen durch Unaufmerksamkeit gibt es deshalb kaum noch. Pannen aus Unwissenheit passieren aber leider immer noch.

Stress

Histamin-Intoleranz ist eine Stoffwechselstörung und KEINE psychische Erkrankung. Trotzdem kann Stress die Krankheit massiv negativ beeinflussen. Da der Körper bei körperlichem und psychischem Stress vermehrt Histamin ausschüttet, kann der Patient auch mit allem guten Willen einen Anfall nicht verhindern. Wenn das Histamin erst einmal ausgeschüttet ist, werden Vorgänge in Gang gesetzt, über die der Betreffende keine Kontrolle mehr hat. Das Problem ist dabei, dass auch heute noch viele Ärzte diesen Zustand als „psychisches Problem" einschätzen und nicht ahnen, dass hier oft sogar eine gefährliche Situation vorliegt. Ich hoffe von Herzen, dass dieses Buch dazu beiträgt, dass die Histamin-Intoleranz in Medizinerkreisen bekannter wird und somit vielen Patienten das Leid erspart wird, zusätzlich zu ihren häufig heftigen Symptomen auch noch um ihre Glaubwürdigkeit kämpfen zu müssen.

Stuhltest

Nicht immer kann über eine Diaminoxidase-Bestimmung im Blut nachgewiesen werden, ob eine Histamin-Intoleranz vorliegt. So ist zum Beispiel mein DAO-Wert vollkommen in Ordnung und könnte zu der Annahme verleiten, dass gar keine HIT vorliegt. Glücklicherweise nimmt mein behandelnder Arzt bei der ersten Untersuchung gleich eine Stuhlanalyse vor, was bei den Klinikuntersuchungen leider versäumt wurde. Dabei kann ein relativ hoher Histamingehalt nachgewiesen werden und somit auch die HIT. Wenn bei Ihnen dasselbe Problem vorliegt, dass Sie den Symptomen nach meinen, eine HIT zu haben, im Blut aber nichts nachzuweisen ist, bitten Sie um den Stuhltest. Auch hiermit ist jedoch leider keine sichere Aussage möglich, da der Test immer nahrungs- und situationsabhängig ist. (→ Diaminoxidase)

Symptome

Die folgende Liste beinhaltet – ohne Anspruch auf Vollständigkeit – die wichtigsten Symptome, die bei einer HIT auftreten KÖNNEN, aber nicht alle auch vorkommen MÜSSEN: Ich habe in erster Linie diejenigen Beschwerden aufgeschrieben, die ich selbst habe. Es gibt noch eine ganze Reihe mehr davon, die sehr gut unter *http://www.histamintoleranz.ch* aufgelistet sind.

Herz-Kreislaufsystem:

- Niedriger Blutdruck, in seltenen Fällen erhöhter Blutdruck
- Herzstolpern, Herzrasen

Magen-Darm-Probleme:

- Beschwerden im Magen-Darmbereich: Darmkrämpfe, Durchfälle, Blähungen
- Übelkeit, Brechreiz
- Sodbrennen

Abwehr- bzw. Immunsystem:

- Geschwollene und schmerzende Lymphknoten
- Häufige Blasenentzündungen
- Entzündungen (Nagelbett, Haut)
- Hustenreiz mit zähen Schleimabsonderungen
- Augenbrennen
- Zahnfleischentzündungen

Haut und Schleimhaut, Atemwege:

- entzündete Mundschleimhaut, wunde Zunge
- extremer Hustenreiz
- Hüsteln über Stunden
- Räuspern mit Abgang von zähem Schleim
- Sonnenallergie
- tiefe, schlecht heilende Schrunden
- Nagelbettentzündungen
- nächtliches Schwitzen

Nerven:

- Schlafstörungen, Schlaflosigkeit
- Erschöpfungszustände, Konzentrationsstörungen
- Schwindelgefühl, Kopfschmerzen.

T

Tagebuch

In der ersten Zeit der HIT-Erkrankung empfiehlt es sich, ein Tagebuch zu führen, in dem Sie stichwortartig Ihren Tagesablauf aufschreiben und nicht nur Nahrung, Getränke und Medikamente, die Sie zu sich nehmen. So können sie im Laufe der Zeit ablesen, was Ihnen gut tut, bzw. was nicht. Ich weiß, dass die Tipps, die ich Ihnen hier gebe, im ersten Moment erschreckend zeitaufwendig erscheinen und Ihnen vielleicht sogar Angst machen werden. Denken Sie aber daran, dass Sie nicht alles und nicht alles sofort umsetzen müssen, sondern dass ich Ihnen gerade für den Anfang ein paar Hilfestellungen geben möchte, damit Ihr Leben nicht NOCH schwerer wird, sondern im Laufe der Zeit wieder etwas leichter.

Tee

Bis zum Ausbruch der Histamin-Intoleranz bin ich eine richtige „Tee-Tante" und habe eine Menge Kräutertees im Haus. Ich trinke fast täglich ein bis zwei Becher grünen Tee. Dann merke ich plötzlich, dass mir nach dem Genuss von grünem Tee übel wird. Da die HIT noch nicht ausgebrochen ist, kann ich mir das nicht erklären und hoffe, dass sich das wieder ändert. Doch inzwischen weiß ich, dass Grüntee leider ein Histamin-Liberator ist und habe ihn von meiner Liste gestrichen. So trinke ich momentan nur noch Rooibostee „natur", den ich bis jetzt prima vertrage, Ingwerwasser und meine Muttersäfte. Doch wenn ich die Einträge anderer HIT-Patienten im Internet lese, ist das schon eine ganz schöne Auswahl von Getränken, die ich zu mir nehmen kann. Auch Fencheltee habe ich schon ausprobiert. Es gibt Zeiten, in denen ich ihn recht gut vertrage, dann wieder nicht. So lasse ich ihn jetzt erst einmal weg und versuche es später noch einmal. Dann vielleicht in größeren Abständen.

Therapie

Die Haupt-Therapie besteht darin, dass eine histaminarme → Diät eingehalten wird. Je nach Schweregrad der Krankheit muss sie strikt durchgeführt werden, was für Patienten manchmal sehr schwer ist. Wenn Sie sich aber die schlimmen Auswirkungen vergegenwärtigen, die eine Nachlässigkeit auf diesem Gebiet zur Folge haben kann, fällt das Einhalten der Diät etwas leichter. Ich habe für mich beschlossen, dass ich lieber auf manches leckere Essen verzichte und dafür wieder an Lebensqualität gewinne. Was nützt es, wenn ich nach einem „unerlaubten" Essgenuss stunden- oder sogar tagelang büßen muss. Das ist es dann doch nicht wert. Aber ich träume manchmal auch davon, wieder alles essen und genießen zu können, bin aber wild entschlossen, mich von der Einhaltung der Diät durch nichts und niemanden abbringen zu lassen. Vielleicht ist ja dann eines Tages doch noch eine Heilung oder wenigstens eine Linderung möglich.

Eine weitere Therapiemöglichkeit ist die Stärkung des → Immunsystems durch die Zufuhr von → Vitamin C, → Vitamin B6, → Calcium, Kupfer und → Zink. Doch hier ist Vorsicht geboten, und die medikamentöse Behandlung sollte erst nach einer gründlichen Blutuntersuchung erfolgen. Ich habe zum Beispiel einen viel zu hohen Vitamin-B6-Spiegel, und es wäre bestimmt fatal, wenn ich noch Vitamin B6 zuführen würde. Bitten Sie unbedingt um eine Blutuntersuchung, damit Sie wissen, welche Vitamine, Mineralstoffe und Metalle wirklich zugeführt werden müssen/dürfen. Vitamin C habe ich ziemlich schnell eingesetzt, weil ich Acerola-Pulver prima vertrage und weiß, dass ein Überschuss an Vitamin C vom Körper wieder ausgeschieden wird. Seit ich regelmäßig Infusionen bekomme, ist Vitamin C in größerer Menge ein Hauptbestandteil der Behandlung. Auch alle anderen Stoffe habe ich immer mit meinem Arzt abgesprochen. (→ Acerola, Vitamine)

Trinken

Trinken in ausreichender Menge ist bei einer Histamin-Intoleranz besonders wichtig, da bei einem Wassermangel der Körper gestresst wird und dadurch vermehrt Histamin produziert. Eine große Auswahl an Getränken haben wir Patienten sowieso nicht. So trinken die meisten von uns wahrscheinlich zwangsläufig Wasser, was bei dieser Krankheit ideal ist, da es wie ein natürliches → Antihistaminikum wirkt (→ Mineralwasser, Tee, Wasser).

U

Unruhe

Wenn ich – ausgelöst durch einen → Liberator oder durch ein Nahrungsmittel – einen erhöhten Histaminspiegel habe, verspüre ich oft eine sehr unangenehme Unruhe. Meistens wandere ich dann in der Wohnung hin und her, bis mein → Antihistaminikum wirkt oder, wenn es ein schlimmerer Anfall ist, bis ich mich wegen der Schwäche, die mich dann befällt, hinlegen muss. Die Unruhe lässt sich bei mir im Akutfall auch kaum beeinflussen und ich muss warten, bis sie von selbst nachlässt. Tritt die Unruhe zusammen mit Schlaflosigkeit und mit Schweißausbrüchen auf, was auch öfters der Fall ist, kann ich mit leiser Meditationsmusik, einer sanften Beleuchtung (Steinlämpchen) und einer Lavendelsalbe (Vorsicht, auch hier probieren, ob so etwas verträglich ist) ein kleines bisschen Abhilfe schaffen. Der große Erfolg ist bis jetzt aber ausgeblieben. So hilft in diesem Fall auch nur Geduld, bis sich die Unruhe von allein wieder legt. Das ist nicht immer leicht, denn gerade wenn man nervös und zappelig ist, hat man kaum einen Nerv, um auf die ersehnte Ruhe zu warten. Ein spannendes Buch hilft mir manchmal nachts besser. Ich bin dann zwar immer noch unruhig und kann nicht schlafen, aber das Buch lenkt wenigstens ab. So findet wahrscheinlich jeder mit der Zeit seine Methode, um mit diesen Unruhezuständen fertig zu werden.

V

Verdauung

Wie schon erwähnt, ist der Verdauungstrakt bei der Histamin-Intoleranz betroffen. So ist Histamin zum Beispiel auch an der Magensäureproduktion beteiligt, was erklärt, weshalb → Sodbrennen ein häufiges Symptom der HIT ist. Die → Diaminoxidase (DAO), die für den Abbau des Histamins im Körper zuständig ist, wird in erster Linie im Darm gebildet. Liegt eine Störung vor, so dass nicht genügend DAO produziert werden kann, steigt zwangsläufig der Histaminspiegel im Körper. Auch eine durchlässige Darmschleimhaut (→ Leaky Gut-Syndrom,) oder ein Darmpilz können eine HIT begünstigen. So ist es erklärlich, dass gerade der Verdauungstrakt bei der HIT besonders Beschwerden macht und Blähungen, Durchfälle und Bauchkrämpfe diese Krankheit begleiten.

Vitamin B6

Vitamin B6 ist wichtig für die Funktion des Nervensystems, für die Immunabwehr, für den Auf- und Abbau von Aminosäuren. Es wirkt außerdem als Koenzym bei der Bildung der DAO, die ja für den Abbau von Histamin zuständig ist. Bei einer HIT haben die Patienten häufig einen Vitamin B6- Mangel, der aber medikamentös behandelbar ist.

Vitamin C

Vitamin C baut im Körper Histamin ab. Deshalb bekomme ich Infusionen mit 7,5 g Vitamin C und fühle mich direkt danach entschieden besser. Da Vitamin C relativ bald wieder ausgeschieden wird, hält der Zustand nicht allzu lange an, aber der Körper wird doch wieder für eine Weile entlastet. Inzwischen stelle ich fest, dass mir Muttersäfte und Vollfruchtsäfte sehr gut bekommen und nehme sie täglich im Wechsel zu mir. Da die Acerolakirsche und Sanddorn extrem viel Vitamin C beinhalten, sind sie bei HIT besonders geeignet (wenn man sie verträgt!).

Vitamin D

Leider habe ich auch einen gravierenden Vitamin D3-Mangel und lese im Netz immer öfter von HIT-Patienten, bei denen dies auch der Fall ist. Auch hierzu wäre es interessant zu wissen, ob der Mangel durch die HIT verursacht wird oder evtl. durch die eingeschränkte Ernährung, und ob wirklich ein Zusammenhang zwischen der Krankheit und dem Vitamin D3-Mangel besteht. Ich finde es ziemlich schwierig, geeignete Präparate für uns Patienten zu finden, in denen nicht massenweise Hilfsstoffe zu finden sind, die wir nicht vertragen. Ich finde erst nach einem grässlichen „Fehlversuch" ein ganz einfaches Präparat, das diese Bedingungen erfüllt.

Vorkochen

Vorkochen getraue ich mich selbst bei Reis nicht, obwohl ich bei *http://www.libase.de* von Patienten gelesen habe, die, weil sie länger unterwegs waren, Reis vorgekocht und mittags gegessen haben. Hier spielt es eine Rolle, wie stark sich die HIT beim Einzelnen auswirkt. Ich denke, dass meine Methode, heißes Wasser und Reisflocken oder Reisflockenbrei als Pulver mitzunehmen und bei Bedarf anzurühren, sicherer ist und bleibe deshalb auch dabei. Womit es übrigens gut klappt, sind meine selbst gebackenen Kekse. Davon nehme ich einen Teil aus dem Gefrierschrank und lege ihn in eine Frischhaltebox. Nach spätestens ½ Stunde sind die Kekse aufgetaut und ich kann sie mehrere Stunden mitnehmen und habe nach dem Verzehr keine Probleme. Allerdings sind diese Kekse auch sehr trocken, was die Verderblichkeit wahrscheinlich verlangsamt.

W

Warmes Essen

Mahlzeiten müssen nach dem Erhitzen gleich frisch verzehrt werden. Sie sollten auf keinen Fall noch auf dem Tisch oder in der Küche herumstehen, während vielleicht noch das Essen für die anderen Familienmitglieder fertig gekocht wird. Ich mache es lieber anders herum, dass ich zuerst das Essen für meinen Mann zubereite und anschließend meines. Dann besteht dieses Risiko nicht.

Wasser

Wasser ist ein wichtiger Faktor bei HIT, da es ebenso wie Salz als „Gegenspieler" von Histamin gilt. Wasser wird gebraucht, um die Lunge zu befeuchten, um Schleim zu verflüssigen und u. a. Schadstoffe aus dem Körper auszuschwemmen. Die meisten Menschen trinken zu wenig; so war mein Arzt mehr als erstaunt, dass ich nicht zu wenig, sondern zu viel getrunken habe (3-4 Liter Wasser zusätzlich zu der Flüssigkeit in den Speisen). Wir haben uns jetzt auf ca. 2 Liter täglich geeinigt; wenn es sehr heiß ist auch einmal 3 Liter als äußerstes Limit. Also auch ein Zuviel kann schädlich sein (→ Trinken).

Zum Thema → Schlaf hat ein Mitglied des Internet-Forums *http://www.histaminintoleranz.ch* eine Methode beschrieben, bei dem man ein Glas Wasser trinken und anschließend ein paar Körnchen Salz auf die Zunge legen soll, um die Histaminausschüttung im Körper zu unterdrücken. Beim Schlafen hilft mir das bis jetzt zwar nicht besonders, aber interessanterweise stelle ich fest, dass es mir öfters hilft, wenn ich die ersten Anzeichen für einen Anfall verspüre. Ich werde es weiterhin testen und hoffe, dass das ein kleines Hilfsmittel sein könnte, dass manches Mal ein → Antihistaminikum unnötig macht. In Fällen, in denen es nicht funktioniert, habe ich mir mit einem Glas Wasser und etwas Salz mit an Sicherheit grenzender Wahrscheinlichkeit wenigstens nicht geschadet. Und jeder Hinweis, der eine Linderung verspricht, ist für uns Patienten ein Hoffnungsstrahl.

Z

Zahnarzt

Da bei einer HIT keine → Lokalanästhetika verabreicht werden sollten, habe ich mit meinem Zahnarzt vereinbart, dass ich drei bis viermal im Jahr zur Vorsorge komme. So kann er kleine Schäden schneller aufspüren und ohne Spritze versorgen. Leider werden meine Zähne in den letzten Jahren schlechter, obwohl ich früher auf meine gesunden „Beißerchen" so stolz war. Umso wichtiger ist jetzt die häufigere Kontrolle.

Zahnfleisch und Zunge

Mein Zahnfleisch, die Backentaschen und die Zunge sind bei mir seit Ausbruch der HIT relativ häufig entzündet. Meine Zungenspitze fühlt sich eigentlich seit ein paar Monaten immer an, als hätte ich sie leicht verbrannt. Auch schmerzhafte Aphten „beglücken" mich immer wieder. Spülungen mit Salzwasser oder mit Brombeermuttersaft helfen mir dabei am besten, sowie die morgendliche → Ölziehkur. Allerdings verschaffen diese Maßnahmen nur Linderung, und es dauert einfach seine Zeit, bis alles wieder abgeheilt ist. Aber schon Linderung ist in so einem Fall Gold wert.

Zahnpflege

Seit ungefähr zwei Jahren vertrage ich leider keine Zahncreme mehr. Nachdem ich mehrere „Fehlversuche" hinter mir habe, suche ich verzweifelt nach einer Alternative. Egal welche Zahncreme ich auch kaufe, während der Anwendung bekomme ich ein Gefühl im Mund, als hätte ich ein zu heißes Getränk zu mir genommen. Ich suche im Internet nach Erfahrungen anderer HIT-Patienten, die dieses Problem auch haben und werde auch schnell fündig. Da hilft es wohl nur, die Zahncreme ganz weg zu lassen. Zum Glück entdecke ich bei einem Bio-Versand „Madrell'sches Zahnsalz". Zuerst bin ich verständlicherweise sehr skeptisch und habe Bedenken, dass die Zähne nicht richtig sauber werden oder dass ich nach der Zahnpflege kein frisches Gefühl im Mund habe. Diese Zweifel sind völlig unbegründet und heute ist die Zahnpflege mit dem Zahnsalz für mich eine Normalität, über die ich gar nicht mehr nachdenke. Man lernt nie aus.

Zeitaufwand

Wenn Sie die Punkte von A bis Z durchgelesen haben, werden Sie wahrscheinlich schon selbst gemerkt haben, dass wir HIT-Patienten extrem viel Zeit aufwenden müssen, um einigermaßen über die Runden zu kommen. Oft habe ich keine Lust, meine Kekse zu backen, weiß aber, dass ich keine andere Wahl habe, weil ich sonst einfach mehr „Hunger schiebe"… Auch die Hygiene, die Suche nach neuen Informationen, das Studieren von Ernährungstabellen und vieles mehr erfordern ein hohes Maß an Selbstdisziplin und stehlen uns kostbare Zeit. Am besten kann ich damit umgehen, wenn ich daran denke, dass sich dieser Aufwand lohnt. Immerhin geht es mir besser als vor fünf Jahren, auch wenn ich von einer Heilung noch meilenweit entfernt bin. Doch jedes noch so kleine Fortschrittchen verbessert meine Lebensqualität.

Zink

Liegt eine HIT vor, so ist es bei der Blutuntersuchung unter anderem wichtig, den Zinkgehalt im Blut zu prüfen. Zink spielt im Histaminstoffwechsel eine wichtige Rolle, und wenn genügend davon vorhanden ist, kann Zink zu einer verringerten Freisetzung von Histamin beitragen. Ich habe zwei Jahre lang Zink mit meinen Infusionen bekommen. Momentan legen wir eine Pause ein. Wenn der Blutwert wieder absinkt, müssen wir es erneut einsetzen.

Nachwort

ALS ICH MICH entschlossen habe dieses Buch zu schreiben, war mein Ziel, einen Ratgeber zu erstellen, der HIT-Patienten über die erste Zeit ein wenig Sicherheit und Selbstvertrauen vermittelt. Ich hoffe, dass mir das gelungen ist, damit Sie die Ängste, die einen gerade zur Beginn der Krankheit befallen, wieder überwinden können. Diese Krankheit zu (er)-tragen ist mit Sicherheit eine große Herausforderung, und ich war und bin auch heute noch über jede noch so kleine Hilfestellung froh.

Ich kann in meinem Buch in erster Linie nur Erfahrungswerte anbieten, die aber dem Leser hoffentlich vermitteln, dass er mit seinem Problem nicht allein ist und dass man mit einigen Verhaltensregeln das Risiko eines anaphylaktischen Schocks wenigstens verringern und die Lebensqualität mehr oder weniger steigern kann. Jeder HIT-Patient wird im Laufe seiner Krankheit bestimmt Ideen entwickeln, die ich noch nicht hatte oder die nicht zu mir passen. Meine Ideen sollen Ihnen dabei helfen, selbst kreativ zu werden und den für sie besten und hilfreichsten Lebensstil zu finden. Ich wünsche jedem einzelnen Patienten, dass er zu einem möglichst „normalen" Alltag zurückfindet und das Leben, das jetzt begrenzter geworden ist, trotzdem noch genießen kann.

Auch wenn wir Patienten ein Leben „ohne Netz und doppelten Boden" führen müssen, so können wir trotzdem mit viel Disziplin und starkem Willen ein erfülltes Leben führen. Wichtig ist, dass wir uns nicht ständig mit Gesunden vergleichen, sondern jeden noch so kleinen Fortschritt dankbar begrüßen. Stress und Angst macht unsere Situation immer nur noch schlimmer. Deshalb finde ich es gut, wenn wir uns von Freunden und Familienmitgliedern helfen lassen. Sei es durch ermutigenden Zuspruch oder vorübergehende Hilfe in Haushalt und Familie. Denn ohne Ermutigung ist die Situation fast nicht zu (er-) tragen und schon manches Mal, wenn ich das Gefühl hatte, etwas an die Wand zu werfen oder heftig auf einen Boxsack eindreschen zu wollen, hat mir ein gutes Wort oder ein nettes Lachen geholfen und die Kraft geschenkt weiterzumachen. Das wünsche ich auch Ihnen.